李时珍脉象图谱

谢

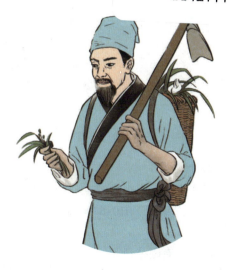

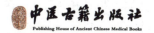

图书在版编目（CIP）数据

李时珍脉象图谱 / 谢普编著. --北京：中医古籍出版社，2024.7. -- ISBN 978-7-5152-2860-0

Ⅰ．R241.19

中国国家版本馆CIP数据核字第202425Q5Z7号

李时珍脉象图谱
谢 普 编著

策划编辑	姚　强
责任编辑	李　炎
封面设计	李舒园
出版发行	中医古籍出版社
社　　址	北京市东城区东直门内南小街16号（100700）
电　　话	010-64089446（总编室）010-64002949（发行部）
网　　址	www.zhongyiguji.com.cn
印　　刷	天津海德伟业印务有限公司
开　　本	640mm×910mm　1/16
印　　张	10
字　　数	105千字
版　　次	2024年7月第1版　2024年7月第1次印刷
书　　号	ISBN 978-7-5152-2860-0
定　　价	69.00元

前言

古人云：世之医病两家，咸以脉为首务。中医不知脉无以辨证，辨证不精无法下药，中医必精于脉然知病，知病而开方对症下药才能药到病除，辨寸关尺气血之旺衰，人迎、气口辨别外伤内感，脉能知疾病生死。历代医家无不精于脉象查病因生死，五脏六腑通于脉必于三指之中鉴查吉凶。

明代著名医学家李时珍，为我国的医药学做出了伟大贡献，他所著的《本草纲目》一书举世闻名，被后世尊为"药圣"。他把自己的一生都贡献给了医学研究，对医术的态度非常严谨，且医术十分高超。

李时珍的《濒湖脉学》是中医脉诊教学的重要著作，和他编写的《本草纲目》一样，都是他从实践中总结出来的真实经验。李时珍有着丰富的脉学知识，他参考了上百种脉学著作，堪称脉学的集大成者，《濒湖脉学》更是被誉为中医四小经典之一。

脉诊是内窥病机的窗口，通过气血的外在表现来推测五脏六腑的功能、疾病情况，以及疾病的病机，经验丰富的医生能根据脉象推测出准确的病情。

李时珍把脉象分为27种：浮脉、沉脉、迟脉、数脉、滑脉、涩脉、虚脉、实脉、长脉、短脉、洪脉、微脉、紧脉、缓脉、芤脉、弦脉、革脉、牢脉、濡脉、弱脉、散脉、细脉、伏脉、动脉、促脉、结脉、代脉。由于各种脉象"脉理精微""其体难辨",往往导致诊脉新手"指下难明",便认为诊脉相当复杂。

其实,诊脉并不难。李时珍就曾说:"世之医病两家,咸以脉为首务,不知脉乃四诊之末,谓之巧者尔。上士欲会其全,非备四诊不可。"就是说,无论医生还是患者都应该认识到脉诊只是四诊之一,要想全面了解病情,就必须四诊合参才可以。

我们知道,脉象主要受气血、部位、搏速、搏力、节律等诸多因素的影响。本书从不同方面诠释了各种脉象的机理,以及患者可能表现出来的各种症状,方便脉诊爱好者一一对应学习。另外,我们还引用了李时珍著作中朗朗上口、易于记诵的七言诗句"体状诗""相类诗""主病诗",比如"浮脉唯从肉上行,如循榆荚似毛轻,三秋得命知无恙,久病逢之却可惊"。浮脉的特点跃然纸上,并将同类脉象加以归纳、对比;书中还配有相应脉象的示意图,让读者更加一目了然。诊脉为的是辨病,辨病的最终目的是治病,本书还根据不同的体质、不同的症状,辅以相应的药物方剂,希望读者可以更深入地了解各种脉象,使诊脉成为一门实用的学问。

中医承载着中国古代人民同疾病作斗争的经验和理论知识,是中华文明的瑰宝。传承中医就是在传承中国几千年优秀文化的智慧结晶,更是我们文化自信的不竭源泉。

目 录

不知脉不足以言医

经脉与脉气——可辨阴阳，知六纳 …… 002
部位与诊法——分候脏腑 …… 008
诸脉主病——平脉初识 …… 015
妇儿脉法——脉象因人而异 …… 018
诸脉主病——脉象分类 …… 023

跟着药圣识脉象

浮脉（阳） …… 028
濡脉（阴） …… 033
革脉（阴） …… 037
洪脉（阳） …… 040
芤脉（阳中阴） …… 045
散脉（阴） …… 048
沉脉（阴） …… 052
牢脉（阴中阳） …… 057
伏脉（阴） …… 059
迟脉（阴） …… 062
缓脉（阴） …… 066
涩脉（阴） …… 068
结脉（阴） …… 073
数脉（阳） …… 076
促脉（阳） …… 081
动脉（阳） …… 084

弱脉（阴）···087

虚脉（阴）···092

细脉（阴）···097

微脉（阴）···102

代脉（阴）···104

短脉（阴）···107

实脉（阳）···110

滑脉（阳中阴）···115

弦脉（阳中阴）···120

紧脉（阳）···125

长脉（阳）···128

攻克相兼脉象

浮脉相兼脉···134

沉脉相兼脉···136

数脉相兼脉···138

迟脉相兼脉···140

滑脉相兼脉···142

实脉相兼脉···144

虚脉相兼脉···145

涩脉相兼脉···146

附录　诊家正眼···148

不知脉不足以言医

● 李时珍认为：「脉乃血脉，气血之先，血之隧道，气息应焉。」脉学是利用切脉诊治疾病，是中医诊断学中的一项独特方法。

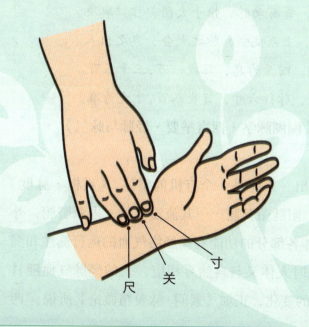

尺　关　寸

经脉与脉气——可辨阴阳,知六纳

脉乃血脉,气血之先,血之隧道,气息应焉。
其象法地,血之府也,心之合也,皮之部也。
资始于肾,资生于胃,阳中之阴,本乎营卫。
营者阴血,卫者阳气,营行脉中,卫行脉外。
脉不自行,随气而至,气动脉应,阴阳之义。
气如橐龠,血如波澜,血脉气息,上下循环。
十二经中,皆有动脉,惟手太阴,寸口取决。
此经属肺,上系吭嗌,脉之大会,息之出入。
一呼一吸,四至为息,日夜一万,三千五百。
一呼一吸,脉行六寸,日夜八百,十丈为准。

——《濒湖脉学·四言举要·经脉与脉气》

中医整体观指出,人体是一个有机的整体。《灵枢·脉度》载:"阴脉荣其脏,阳脉荣其腑……其流溢之气,内溉脏腑,外濡腠理。"表明机体各部分的功能有赖经络气血的运行流注和温煦濡养而实现;同时人体又与自然界相应,人的经脉气血随日月运转而产生相应的变化,正如《素问·脉要精微论》所说:"四变之动,脉与之上下。"上述各种生命现象,都通过脉象的动态变化及时地反映出来。

十二经脉都有脉动,而寸口是经脉之气的交汇处,是五脏六腑之气运转的起止点。人在食物中得到精气,要通过胃的作用,传输到肺,这样五脏六腑都会得到精气。清的部分为营气,浊的部分为卫气,营气在脉中,卫气在脉外,营气流转于全身,循行五十次交汇于寸口。浊气归于心中,精气充于脉中,脉气流入经脉,经气最终汇聚于肺。气机通道平衡,气口为寸,通过此处可以判断人的身体情况。

《内经》中指出:人一呼脉再动,一吸脉亦再动,呼吸定息,脉五动,闰以太息,命曰平人,平人者不病也。意思是说:正常人在呼吸的时候,每一呼脉搏跳动2次,每一吸脉搏也跳动2次,这一呼一吸,称为"一息",这"一息"之间,脉搏总共跳动4次,加上呼与吸之间的暂停,脉搏跳动1次。

一个正常人在一个完整的呼吸过程中脉搏跳动5次,这就是健康的状态。平者,衡也,不高不低、不胖不瘦、不浮不沉、不快不慢、不缓不紧、不软不硬、不卑不亢、不满不亏,这就是平,也是人体健康的真谛所在。古人用一个"平"字,就道出了健康的真谛。

正常人每分钟呼吸次数为18次左右,每次呼吸脉动4次左右,即每分钟脉动72次左右。要特别注意,使用呼吸来判断患者脉动次数时,要候脉跳动50次,必要时可以观察2~3个50次。一般来说,要想诊脉清晰,大致需要5~10分钟。诊脉不能只诊两三分钟,草草了事,要耐心细致。

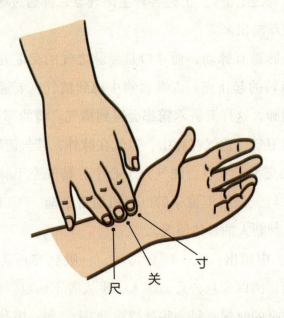

尺 关 寸

当机体遭受外邪侵扰时,人体的生理性平衡就遭到破坏,造成气血、脏腑功能逆乱,反映在脉象上就出现各种病脉。《景岳全书·脉神》载:"脉者血气之神,邪正之鉴也,有诸中必形诸外。故血气盛者脉必盛,血气衰者脉必衰,无病者脉必正,有病者脉必乖。"脉象的盛、衰、正、乖,都是气血邪正的外在表现,通过诊脉可以了解气血的虚实、阴阳的盛衰、脏腑功能的强弱,以及邪正力量的消长,为治疗指出方向。医生不识脉就无以辨证,不辨证就无以论治,只有精通脉理,方能成为良医。通过脉诊,我们可以了解到身体的一些情况。

辨别病证的部位

病证部位就是指机体发生疾病时,病邪在表还是在里,或是侵犯了机体的何脏何腑等。五脏六腑之气血，无不通于心脉。当脏腑生理功能发生病理改变时，便会影响气血的正常运行而在脉象上反映出来。如浮脉多主表证，沉脉多为里证。寸口部的寸、关、尺三部，在左分属心、肝胆、肾，在右分属肺、脾胃、肾。某部脉象发生特异变化，则应考虑其相应脏腑发生病变的可能，如两手尺部脉见微弱，多为肾气虚衰；右关部见弱脉多为脾胃气虚；左寸部见洪脉多为心火上炎或上焦实热等。

"心主身之血脉""诸血者，皆属于心"，脉与心息息相关，脉搏是心功能的具体表现，故诊察脉象可帮助诊断心的病证。如促、结、代三脉见于心血、心阴不足或心气亏虚、心阳不振的患者。又如，随着现代医疗技术的不断发展，在大量的临床实践中，证实真脏脉中的大部分是心律失常的脉象，而其中绝大部分又是由心脏器质性病变所造成。

判断病证的性质

病证的性质就是指病证属寒还是属热，或是痰饮瘀滞等。《素问·脉要精微论》指出："长则气治，短则气病，数则烦心，大则病进，上盛则气高，下盛则气胀，代则气衰，细则气少，涩则心痛。"说明各种脉象都能在一定程度上反映证候的病理特点。如寒与热均可改变气血在体内运行的速率，常反映出不同的脉象，故可从不同的脉象上判断病变的性质。数脉、洪脉、滑脉、长脉等，多见于热证，有力为实热，无力为虚热；迟脉、紧脉等，多见于寒证，有力为实寒，无力为虚寒。

分辨邪正的盛衰

疾病过程中邪正双方的盛衰，必然影响脉象的变化，故诊察脉象可以分辨疾病过程中的邪正盛衰。如见虚、细、弱、微、短、革、代等无力脉象，多为气血不足、精亏、阳气衰微所致之虚证；若见实、洪、滑、弦、紧、长等有力脉象，则多为邪气亢盛，正气不衰，正邪交争剧烈所致之实证。

推断病证的进退

通过诊脉能及时反馈病变的信息，可以判断病情的轻重，推测预后的吉凶，观察疗效的好坏。

观察脉象推断疾病的进退和预后，必须结合症状，脉症合参；并要注意对脉象的动态观察。如外感病脉象由浮转沉，表示病邪由表入里；由沉转浮为病邪由里出表。久病而脉象和缓，或脉力逐渐增强，是胃气渐复、病退向愈之兆；久病气虚或失血、泄泻而脉象虚大，则多属邪盛正衰、病情加重的征兆。热病脉象多滑数，若汗出热退而脉转缓和为病退；若大汗后热退身凉而脉反促急、烦躁者为病进，并有亡阳虚脱的可能。

正如《景岳全书·脉神》所说："若欲察病之进退吉凶者，但当以胃气为主。察之之法，如今日尚和缓，明日更弦急，知邪气之愈进，邪愈进则病愈甚矣；今日甚弦急，明日稍和缓，知胃气之渐至，胃气至则病渐轻矣。即如顷刻之间，初急后缓者，胃气之来也；初缓后急者，胃气之去也。此察邪正进退之法也。"缺乏和缓从容之势的脉象，是预后凶险的征兆。

此外，脉象和症状都是疾病的表现，二者通常反映一致的特性，若脉与症不一致时，则提示病情比较复杂，治疗比较困难，预后较差。如脱血者脉反洪，是元气外脱的征兆；病寒热而脉反细弱，是元气虚陷、正不胜邪的现象。这些情况多反映邪正的消长和病情的进退，对推测疾病的预后吉凶有一定意义。

部位与诊法——分候脏腑

初持脉时，令仰其掌，掌后高骨，是谓关上。
关前为阳，关后为阴，阳寸阴尺，先后推寻。
心肝居左，肺脾居右，肾与命门，居两尺部。
魂魄谷神，皆见寸口，左主司官，右主司府。
左大顺男，右大顺女，本命扶命，男左女右。
关前一分，人命之主，左为人迎，右为气口。
神门决断，两在关后，人无二脉，病死不愈。
男女脉同，惟尺则异，阳弱阴盛，反此病至。
脉有七诊，曰浮中沉，上下左右，消息求寻。
又有九候，举按轻重，三部浮沉，各候五动。
寸候胸上，关候膈下，尺候于脐，下至跟踝。
左脉候左，右脉候右，病随所在，不病者否。

——《濒湖脉学·四言举要·部位与诊法》

寸口诊法将寸口分作寸、关、尺三部，这种诊脉的操作方法较为简单，受限制较小，而且对脉象的反映精准，已成为目前诊脉的主要方法。寸口脉就是桡动脉，在手腕处，皮薄脉浅，很容易被触摸到，因在鱼际穴后一寸而得名为寸口，再由寸口而定关、尺。寸、关、尺三部根据取脉方式的不同，又各自分为浮、中、沉三候。将手指搭于脉上，通过脉象的浮沉来探求疾病的表里。寸口诊法广为流传，并成为脉诊主流方法。

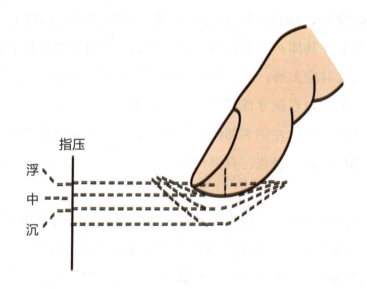

寸口是脏腑之气的通路，是脉的交汇之地。从寸口可以探察到脏腑的病变，通过寸口取脉就可以判断卫气营血的盈亏和脏腑的虚实。

寸口取脉在长时间的应用中积累了大量经验，其位置方便触摸，脉搏的强弱容易感知和分辨，操作简单、有效。医者朱必真通过实践证明，寸口脉对于疾病的反映具有较高的准确率，且寸口处桡动脉上方无肌肉包裹，上方为皮肤，下方为骨骼，易于触摸。

寸口脉被分为寸、关、尺三部，分别对应不同的脏腑。这种脉与脏腑的对应关系在《素问·脉要精微论》中也有着重说明：左手寸部外侧对应心，内侧对应膻中；右手寸部外侧对应肺，内侧对应胸中；左手关部外侧对应肝，内侧对应膈；右手关部外侧对应胃，内侧对应脾；双手尺部外侧对应肾，内侧对应腹中。一般来讲，靠近手指的一端为外，靠近肘部的一端为内。

后世对于脉象与脏腑之间关系的论述基本上都以此为依据，只是在具体对应上有所差异，比如，李时珍将左尺对应小肠，右尺对应大肠；而《脉经》中，将右手尺部对应三焦；《医宗金鉴》中以右侧寸部候肺、胸，左侧寸部候心、膻中，右侧关部候脾、胃，左侧关部候肝、膈、胆，双侧尺部候两肾，左侧尺部候小肠、膀胱，右侧尺部候大肠，寸、关、尺三部分别候三焦。

由此可以看出，历代医家对于寸口分候脏腑的认知大致相同，但也有分歧，其中分歧最大的主要是大肠、小肠、三焦。现在常用的对应关系为《濒湖脉学》和《医宗金鉴》记载的配合法：右手寸部候肺与胸中，左手寸部候心与膻中，右手关部候脾与胃，左手关部候肝、胆与膈；两手寸、关、尺部候上、中、下三焦，两手尺部均候肾外，左手尺部候小肠、膀胱，右手尺部候大肠。可以通过以下歌诀来记忆："右寸肺胸，左寸心膻；右关脾胃，左肝膈胆；三部三焦，两尺两肾，左小膀胱，右大肠认。"

寸口分候脏腑也与各脏腑的位置有关。将人的躯体分为胸、膈、腹三个部分，其中胸部主要有心和肺，所以心肺对应两侧寸部；肝和脾处在膈下，对应两侧关部；双肾位于肚脐以下的两侧，因此它们和尺部相匹配。

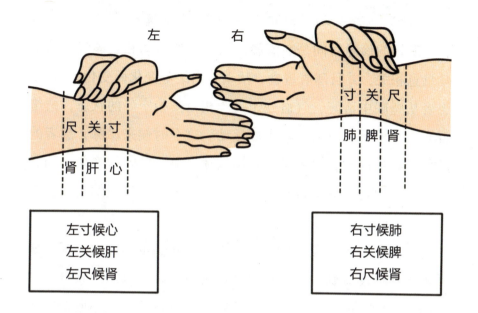

左寸候心
左关候肝
左尺候肾

右寸候肺
右关候脾
右尺候肾

由此可见，脉与脏腑的对应关系可以通过脏腑在人体内所处的位置来确定。这一点经过长期的临床实践，已经得到了证实。在诊脉过程中，头部至胸部的疾病可以通过寸脉反映出来，肚脐以上到膈部的疾病可以在关脉中得以体现，肚脐以下到足部的疾病可以通过尺脉观察到。通过诊脉，可以在寸、关、尺三部对人体各脏腑病情有大致了解。

诊脉是要讲究方式、方法的，时间、患者体位、手法等对诊脉的结果都有影响。好的诊脉方法会让诊出的脉象更加准确，有利于对患者的治疗。从古至今，历代医家对诊脉的方法都是非常重视的，并做过很多探索，留下了大量的文献。要想准确诊脉，就要牢记古人留下来的宝贵经验。

时间

最好的诊脉时间是在清晨。因为脉的搏动和人体气血的活动息息相关，并且随着进食、活动、情绪等变化而变化。清晨，患者从睡眠中清醒，气血处于一个相对安稳宁静的状态，情绪没有太大波动，也未做较多的活动。这个时候来诊脉，患者的脉象是最标准的，更容易反映出人体气血、脏腑的变化。同时人体内营卫之气的运行规律是一昼夜50次，在清晨的时候交汇于寸口，此时从寸口诊脉会更加清晰。

但临床实践中很少能在清晨诊脉，我们也不能太死板。如果不能在清晨诊脉，在其他时间也可以，在诊脉前注意自身与周围环境的安静，调整自己的呼吸，全神贯注，运用所学的知识和积累的经验也可以很好地探察脉象。

平臂

平臂的意思是诊脉时患者正坐，把前臂向前水平伸出，并在患者手腕下垫一个松软的脉枕，让患者血脉运行流畅，才能反映出人体真实的脉象。如果患者因为某些原因无法坐起，就让患者仰卧，但不能侧卧，侧卧会压迫血脉，影响脉诊的准确性。简单地说，就是在诊脉时要让患者手臂和心脏处于同一高度平面，手掌朝上，前臂放平，这样才能如实反映患者体内状况。

指法

指法就是如何下指探寻脉象的方法，指法在诊脉方法中是十分重要的。因为人的体格不同，有高矮胖瘦的区别，寸口脉的长短也会随患者体格的不同而有差异。医者按脉的三根手指长短不同，诊脉感觉也会有区别，会影响到对脉象的观察。所以，必须要学习好指法，练好基本功。指法的基本运用主要有下列几点：

1．下指：患者摆好姿势之后，医者要正坐在患者的侧面，用自己的左手诊患者的右手脉，用自己的右手诊患者的左手脉。先把中指放在桡骨茎突的内侧来确定关位，再分别把食指放在关前来取寸部，把无名指放在关后来观察尺部。下指完成，就可以进行下一步的排指。

2．排指：因为患者体格有差异，前臂长度不一，所以寸口三部也有长有短。因此我们在下指之后，还要根据患者前臂长度运用排指来区分寸、关、尺三部。如果患者前臂较长，三部也随之变长，在诊脉时三指之间的距离也要随之增加；如果患者前臂较短，三部之间会更加紧密，三指也应更加紧密；而中等身材的人，排指时适中即可，不疏不密。顺利排指之后，寸、关、尺三部都在我们的手指下，就可以调指了。

3．调指：食指、中指、无名指的长短是不同的，三指之中中指最长，其他两指相对较短。在诊脉时，中指要弯曲一些，以保证三指平齐。

4．用指：按脉三指除了长度不同，皮肤肌肉也略有区别，导致其感觉的灵敏度也有不同，一般来说食指最敏感，其次是中指，最差的是无名指，因此要用手指的指腹来诊脉，该处感觉最敏锐。

运指

　　医者正确放置手指后，还要使用三指的活动和感觉，采用寻、按等手法来观察脉象的浮沉、迟数等，再根据脉象来判断脏腑是否有病变和气血的盛衰。运指手法主要有举、按、寻、推、竟五种。举就是下指力度较轻，适合探查浮脉；按就是下指力度较重，适合探查沉脉；寻就是下指力度适中，不轻不重，适合探查缓脉；推就是移动指位，在内外进行观察，适合探查芤、革等脉；竟就是在三部上下进行探寻，适合判断长脉、短脉等与长度有关的脉象。这五种运指手法又可以再细分，比如按法，根据下指的多少和力度可以分为总、单、轻、重。要综合使用上述运指手法，才能对患者的脉象有全面的了解。

诸脉主病——平脉初识

浮为心肺，沉为肾肝。脾胃中州，浮沉之间。
心脉之浮，浮大而散。肺脉之浮，浮涩而短。
肝脉之沉，沉而弦长。肾脉之沉，沉实而濡。
脾胃属土，脉宜和缓。命为相火，左寸同断。
春弦夏洪，秋毛冬石。四季和缓，是谓平脉。
太过实强，病生于外。不及虚微，病生于内。
春得秋脉，死在金日。五脏准此，推之不失。
四时百病，胃气为本。脉贵有神，不可不审。

——《濒湖脉学·四言举要·五脏平脉》

在诊脉之前，医者必须先了解正常脉象，才能够在诊脉过程中判断出脉是否有异常表现。通过脉诊来诊断病情，不仅仅是要辨别疾病的病因、病机、病位，还要体会患者体内正气与邪气的盛衰状况，以此来判断患者的预后。健康正常人的脉象，可以被归纳为有胃、有神、有根。

有胃

胃是后天之本，气血生化之源。只有胃气充盛，脉道才能充盈，人体才能正常进行生命活动。胃气对于人体生命活动的正常运行起到了决定性的作用，如果胃气受损，脉道得不到充盈，机体生机也会受到严重影响。结合历代医家对胃的相关记载，脉有胃气需要具备以下两点：

1. 脉来和缓：脉有胃气可以表现为脉象从容和缓，不急不迫，徐徐而来。通过此宗旨来区别其他脉象，可以做到以常衡变。

2. 脉应四时而动：根据中医学理论，人与天地相应，胃气也随着天地之间阴阳之气的变化而变化。胃气在四时会有细微变化，一般来说胃气在春季微弦，夏季微洪，秋季微浮，冬季微沉，与四时相应。人体脉象这种随着四季变化而变化的适应能力就是有胃气的体现。

如果人体患病，胃气变得衰弱，脉象的变化就会表现得太过或不及。脉应四时而动这一表现既提示了人体胃气充盈，同时因为脉的弦、洪、浮、沉是五脏之气感受四时变旺的表现，又表明胃气是五脏之气的综合体现。

有神

从广义上说，神是人体生命活动的表现。得神者昌，失神者亡。医者诊脉时，从患者脉象中寻找神是非常重要的，历代医家对脉中有神的认识主要体现在以下三个方面：

1. 胃气即神：脉中有胃气就是有神。

2. 脉柔和有力为神：很多医家认为脉象有力就是有神，也有部分医家对这一观点持怀疑态度。如果我们在诊脉中发现患者的病脉中有力，可以认为其脉有神，对于患者的疾病发展及预后都有一定的参考价值。

3. 至数匀齐有神：脉搏跳动不快不慢、频率均匀就是有神的表现。如果脉象时有一止，甚至出现十怪脉都属于无神。

综上所述，脉有神就是有胃气。人体在患病的情况下，医者可以从患者脉象是否有力、频率次数是否均匀来判断神的盛衰，从而对病情有更深入的了解。

有根

脉象是否有根，是肾脏元气盛衰的重要表现，有根则盛，无根则衰。脉根可以从两个方面来感受，在患者的尺部或者医者沉取患者脉象时都可以探察到。此外，有部分医家提出男性和女性的根脉有区别，他们认为男性根脉在右手尺部，女性根脉在左手尺部。

在临床实践中，有一些患者的尺脉微弱欲绝，这不一定是脉根衰败的表现，可能是因为肾气衰弱或邪气较盛阻塞气机。如果患者脉沉取不到，只在举时发现脉浮于上，这种脉象对于久病和重病患者来说不是一个好兆头，提示患者正气衰竭。由此可见，患者是否有脉根在诊脉中有着重要的意义。

胃、神、根是正常脉象的三个特点，三者是密不可分的整体。其中以胃气为统帅，只要胃气尚存，神与根就存在，患者病情就有好转的希望。不论脉象如何改变，只要在诊脉中发现脉象从容和缓，匀齐有力，那就是有胃、有神、有根，就是正常的脉象。在熟练掌握正常脉象之后，遇到其他脉象就可以相互比较，找出其中的不同，探寻疾病，辨别病症。

妇儿脉法——脉象因人而异

> 妇人之脉，以血为本。血旺易胎，气旺难孕。
> 少阴动甚，谓之有子。尺脉滑利，妊娠可喜。
> 滑疾不散，胎必三月。但疾不散，五月可别。
> 左疾为男，右疾为女。女腹如箕，男腹如釜。
> 欲产之脉，其至离经。水下乃产，未下勿惊。
> 新产之脉，缓滑为吉。实大弦牢，有证则逆。
> 小儿之脉，七至为平，更察色证，与虎口纹。
> ——《濒湖脉学·四言举要·妇儿脉法》

中医理论认为，"男子以气为主，女子以血为本。"妇人的脉象，主要靠血的功能。妇人与男性的体质是不同的，在脉象的表达上也有差异。妇人脉诊亦遵循脉诊的一般原则，但因妇人有经、带、胎、产等特有的生理变化，脉象也会随之发生变化。一般来说，女性的脉搏要弱于男性，但女性双手尺脉又比男性的要充盛。并且女性还有妊娠脉、月经脉等特定的脉象，在为女性诊脉时要格外注意。

月经脉

女子左关尺脉，忽洪大于右手，见心烦乳胀，口不苦，身不热，腹不胀，是月经将至的表现；经血来潮后脉象转缓。

月经先期、经血过多，脉来洪大或滑数，此为冲任有热，可用四物汤加黄芩、石膏等以清冲任之热；月经先期、经血少，脉来细数，多为肾中火旺而阴水亏也，可拟知柏地黄丸加减；月经先期，量多色淡，神疲，懒言，脉细弱，此为脾虚不固，可用圣愈汤加减；月经后期，经血过少，脉来沉细而弱，为阳虚内寒所致，可用大营煎加减；月经先后无定期，脉弦，此为肝气郁结也，可用柴胡疏肝散或逍遥散加减。

痛经一证，临床所见，虚少而实多，实证多为气滞、血瘀所致，虚证多为气血虚弱所致。行经时少腹胀痛，脉弦者，此为肝气郁结也，可用柴胡疏肝散或逍遥散加减治之。而血瘀一证，又有属寒属热之不同。大凡寒凝血脉者，经行多后期，少腹冷痛，经水中有暗紫色瘀块，脉来沉迟或涩，可用王清任的少腹逐瘀汤调治；瘀热痛经，常见经行前期，少腹疼痛拒按，经水中有紫红色瘀块，脉来实大而数，以二丹桃红四物汤（桃红四物汤加丹皮、丹参）治之。

妇人闭经有虚实之分，脉来细涩，或细弱，或尺脉微，多为冲任虚亏、精血不足的虚闭证，可用归脾汤或十全大补汤加减治之；脉来弦涩，多为邪气阻滞之实闭证，可用桃红四物汤或下瘀血汤等加减治疗。

血崩不止，脉多见芤，可用独参汤以救之；漏下不止，量多色淡，脉来细弱，可用归脾汤或圣愈汤之属治之；漏下不止，五心烦热，脉来细数，可用知柏地黄丸加减治疗。

带下脉

带下的量、色、质、味发生异常，或伴全身、局部症状者，称为"带下病"。带下色白，清稀如涕，脉缓或濡弱，多为脾虚肝郁，带脉失约，湿浊下注所致，可拟完带汤加减；带下色黄，宛如浓茶，脉来滑数，多为湿热下注，损伤冲任所致，可以易黄汤治之；带下色青，稠黏不断，其气腥臭，脉来弦滑而数，多为肝郁湿热所致，可用加减逍遥散治之；带下色红，似血非血，烦躁易怒，脉左关弦数，右关稍缓，此为肝郁化火，横克脾土，湿热下注，与血俱下，可与清肝止淋汤治疗；带下色黑，气腥，伴有腹中疼痛，小便赤涩，烦热，喜冷饮，脉来洪大，此为胃火太旺，与命门、膀胱、三焦之火合而煎熬所致，可用利火汤治之。

妊娠脉

已婚妇人平素月经正常，婚后停经二三月，脉来滑数冲和，左寸动甚，伴有嗜酸或者呕吐等表现，为受孕怀胎之候。

《素问·平人气象论》有云："手少阴脉动甚者，妊子也。"仲景云："妇人脉滑数而经断者为有孕。"《脉经》亦云："三部脉浮沉正等，按之无绝者，有妊也。"

妊娠脉须与闭经脉相鉴别：妊娠脉必滑数冲和，而闭经虚证多为精血不足而脉细弱，可予十全大补汤治之；实证或因痰湿阻滞、冲任不利所致，其脉虽滑，但多兼弦，可用温胆汤或导痰汤加减治疗；或因瘀血阻滞，其脉多涩，可用桃红四物汤或温经汤或少腹逐瘀汤治之。

临产脉

《诸病源候论》曰："孕妇诊其尺脉。转急如切绳转珠者，即产也。"《脉经》："妇人怀妊离经，其脉浮，设腹痛引腰脊，为今欲生也，但离经者，不病也。"《医存》云："妇人两中指顶节之两旁，非正产时则无脉，不可临盆。若此处脉跳，腹连腰痛，一阵紧一阵，二目乱出金花，乃正产时也。"

产后脉

妇人产后气血亏虚，故脉象多虚缓平和。《四诊抉微》云："新产之脉，沉细缓为吉，实大弦牢，其凶可明。"脉细弱伴乳汁不足，为气血虚弱之候，可用八珍汤或十全大补汤治之；脉弦而见乳汁量少，多属肝气郁结，可用柴胡疏肝散或逍遥散治疗；脉弦紧伴腹痛，恶露不下，多为寒凝气滞，可予生化汤尝之。

男女胎识别法

如何识别孕男孕女，古代医籍有诸多记载。《脉经》云："妇人，妊娠四月，欲知男女法：左疾为男，右疾为女，俱疾为生二子。"又"左手沉实为男，右手浮大为女。左右手俱沉实，为生二男，左右手俱浮大，为生二女"。又云："尺脉左偏大为男，右偏大为女。"《四诊抉微》记载："妊娠，其脉三部俱滑大而疾，在左则男，在右则女。"一般而言，左脉滑数甚则为男，右脉滑数甚则为女,但临证时切勿将诊断结果告诉求诊者。

　　总之,女子受自身生理因素的影响而出现与男子不同的脉象,而病脉是因为血流变学的改变而出现。病变场改变了脏器固有的气血状态,造成脏器与心脏的供血不协调,病脉脉气回荡在脉道,必须通过长期的训练与体会,才能摸得准。

　　不仅男女脉象有别,儿童与成年人的脉象也不尽相同。由于小儿正处于发育期,许多器官发育尚不成熟。对于3岁以下的幼儿患者,往往不使用诊脉方法来判断病情,而是通过望其指纹进行诊断。小儿到6岁就可以使用寸口脉诊,但由于小儿寸口脉较为短小,一般采用一指诊三部的方法,即用一根手指来诊察其寸、关、尺三部。

诸脉主病——脉象分类

> 一脉一形，各有主病。数脉相兼，则见诸证。
> 浮脉主表，里必不足。沉脉主里，主寒主积。
> 散脉无根，形损难医。两息夺精，脉已无气。
> 浮大虚散，或见芤革。迟脉属阴，一息三至。
> 数脉属阳，六至一息。血虚脉虚，气实脉实。
> 洪脉为热，其阴则虚。细脉为湿，其血则虚。
> ——《濒湖脉学·四言举要·诸脉主病》

脉象，顾名思义，只是一种"象"，也就是一种"只可意会不可言传"的感觉。怎么把这种抽象的感觉总结为自己的认知，就是脉诊的熟练过程。李时珍将脉象分为27种、6大类，又对每种脉象进行了详细的说明。"欲知其症，必先识脉。"这也是历代医家秉承的主旨。如何准确地切脉，是一件尤为重要的事情。

分浮沉

切脉时，手指是从浅表往深层逐渐探查的，首先轻触皮肤（即"举"），即可探出脉象是否为浮脉；无浮脉则又加压（即

"寻"），在这个层次可触到许多脉象；然后第三种力量加入即"按"，此时检查是否为沉脉。

所以，实际上"首分浮沉"是按照手指头用力的顺序来探测脉象的位置。

在区别浮、沉的过程中，可根据是否浮脉或沉脉来区别与浮、沉相关的脉象种类，它们是：

浮脉类——浮脉、濡脉、革脉、芤脉、散脉、洪脉。

沉脉类——沉脉、牢脉、伏脉。

在区别了浮脉类和沉脉类的基础上，辨证诊断时可进一步指明是表证或里证。

辨虚实

在完成浮与沉的辨别后，即知道了病证是表证或是里证，还要知道正气和邪气的关系（虚证或实证），而虚证和实证在脉象上的区别就是虚脉和实脉。

所以探测脉象的第二步是区别脉象的虚与实。在区别脉象的虚或实（即有力与无力）时，又可区别与虚脉、实脉相关的其他脉象。

虚脉类——虚脉、微脉、弱脉。

实脉类——实脉。

别长短

长脉与短脉是两类在脉形上有十分明显特征的脉象，手指触及脉管即可区别是长或是短。在做寸、关、尺三部探测时，首先区别出脉象是长脉还是短脉，然后才能进一步探测寸、关、尺的脉象。在区别长脉、短脉时，可以同时察知其他相关的脉象，如：

长脉类——长脉、弦脉、细脉。

短脉类——短脉。

算疾迟

在确定好脉位（脉位者，左右辨长短弦细，上下看浮沉）和脉势（脉势者，虚实也）后，接下来就是脉搏的频率和节律问题。与脉搏频率与节律相关的脉象有8种：

脉率——数脉、疾脉、迟脉、缓脉。

脉律——促脉、结脉、代脉、散脉。

察脉形

在完成以上四步探测后，即可区别23种脉象，余下的便是以脉形为主要特征的4种脉象，它们是洪脉、滑脉、涩脉、紧脉。除洪脉较独特外，滑脉与涩脉相对而言，紧脉与涩脉相对区别。而洪脉出现的时机多在夏季，或是发热性疾病（阳明热盛或温病的气分阶段），或是危重病的最后阶段，可从其他信息获得提示。

样样皆知

这是最后的审查时机。到这一步，对脉象的脉位（左右上下）、脉势（虚实）、脉率（疾迟）、脉律（结代）、脉形（洪紧滑涩）等已经心中明了，不再是"指下难明，心中难了"。将所有的信息予以综合、分析即可得出结论。得出结论的方法是：

1．将所有的脉象信息如过筛一样在脑中用27种脉象的定义过一遍，能用独立脉象名定义的则用独立脉象名定义，否则用相兼脉象法定义。

2．根据诊查所得脉象与望、闻、问诊所得信息的相符程度，决定脉象的真假，从而决定脉象在治疗决策上的取舍。

3．细分寸、关、尺的问题：病情复杂，病因不明，病位不明时分寸、关、尺仔细检查，否则可以不分。

跟着药圣识脉象

- 诊脉并不难，是一种技巧，李时珍总结的歌诀道出了脉诊之真谛！

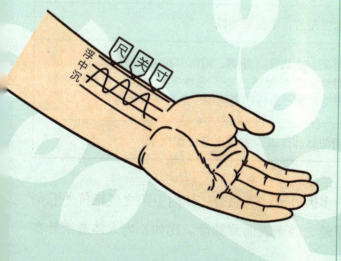

浮脉（阳）

脉象示意图	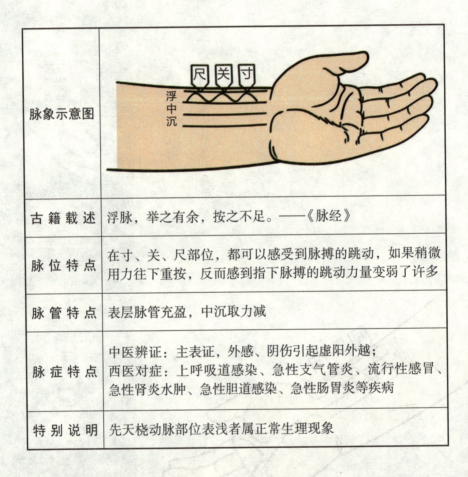
古籍载述	浮脉，举之有余，按之不足。——《脉经》
脉位特点	在寸、关、尺部位，都可以感受到脉搏的跳动，如果稍微用力往下重按，反而感到指下脉搏的跳动力量变弱了许多
脉管特点	表层脉管充盈，中沉取力减
脉症特点	中医辨证：主表证，外感、阴伤引起虚阳外越； 西医对症：上呼吸道感染、急性支气管炎、流行性感冒、急性肾炎水肿、急性胆道感染、急性肠胃炎等疾病
特别说明	先天桡动脉部位表浅者属正常生理现象

浮脉的形成，多因外邪侵袭肌表，体内卫阳之气抵抗外邪则正气外充，阳气浮越，鼓于表而致脉浮。比如，当人体遭受外在

风寒邪气侵袭时，人体为了抵抗风寒邪气从毛孔侵入体内，原本存在于血管中的气血就会流向肌表，与风寒邪气斗争，从而形成浮脉。正如《诊宗三昧》所载："浮为经络肌表之应，良由邪袭三阳经中，鼓搏脉气于外，所以应指浮满。"表示机体对疾病抵抗力的增加。

若里虚血脱，气浮于外，则脉气不能内潜，有如浮荡精败，浮散神消。体质虚弱、久病不愈的人，体内气血严重损耗，就会导致体内阴阳失调，出现虚阳外越的状态。由于阳气不能依附于血液之上，血管中的阳气就会浮越在肌肤表面，从而形成浮脉。正如《诊宗三昧》所载："病久而脉反浮者，此中气亏乏，不能内守。"故脉呈浮大而无力之象，表示机体衰弱，抵抗力低下，心脏极度衰弱，是阳气外脱的先兆。

寸关尺候病

左寸浮紧——心火过盛

● 典型表现

1. 因夏季炎热或生气上火，晚上难以入睡。
2. 口舌易生疮、糜烂、舌尖红。
3. 形体较瘦且脾气急躁，睡眠较少但精力旺盛。

● 可能存在的健康问题

口腔溃疡、失眠、躁狂等。

● 治疗原则

判断为心火过盛的实证时，可以清心泻火、凉血安神为主要治疗方案。同时在日常生活中，要做到平心静气。

右寸浮紧——伤风感冒

● 典型表现

1. 十分怕冷；可能发热，但不是很严重。

2. 头痛，全身肌肉痛；鼻塞，流清鼻涕。

3. 咳嗽吐痰，痰色发白；不口渴，或者口渴喜饮热水；舌苔薄白。

● 可能存在的健康问题

感冒、咳嗽，治疗不及时可能引起肺炎、哮喘等。

● 治疗原则

解表散寒，喝热水或红糖姜茶出汗；注意保暖、饮食清淡，多在室内运动和休息。

左关浮弦——肝气郁

● 典型表现

1. 平时话少，和人交流较少。

2. 易感觉工作压力大、身心疲倦。

3. 肋胁部可能会有疼痛的症状，且疼痛部位不定、间歇性好转，时常感到胸闷。

4. 嗳气后疼痛会稍减。

● 可能存在的健康问题

甲状腺功能减退、抑郁症等。

● 治疗原则

以疏肝解郁为主，平时可以多与人交流、倾诉，或出门亲近一下自然、做自己喜欢的事情，以舒缓心情，最忌借酒消愁。宣泄疗法也是较为有效的方式，包括大喊大叫、参加较为剧烈的体育运动等。

右关浮——胃气胀

● 典型表现

1. 嗳气：胃里的废气经口排出，即俗称的打嗝。
2. 痞满：心下的位置即是胃口。心下的整个中焦区域感觉胀满，以心下较为明显，按之感觉胀满但不痛。
3. 泛酸：口里经常感觉泛酸水，重者可能呕吐清水样物。

● 可能存在的健康问题

慢性胃炎、肠息肉，配合其他脉象比如左寸弱则有可能是心脏的问题影响到了心下，治疗时应注意扶助心阳。

● 治疗原则

嗳气可能的原因有肝胃不和，治疗宜疏肝理气；脾胃虚寒，治疗宜温胃散寒；胃中痰火则应清热化痰。痞满的原因有痰湿内阻，治疗宜祛湿化痰；肝郁气滞，治疗宜疏肝理气；脾胃虚弱，则应补中益气。

依症开方

风寒感冒又称伤风感冒，可表现为低热、四肢疼痛、流清水鼻涕、喉咙痒等症状。伤风感冒大多数情况下可自愈，但若感冒期间护理不当，病情会加重，转变为上呼吸道感染、急性支气管炎、鼻窦炎等疾病。

【治疗方剂】丹参15克，白芍10克，浙贝母10克，甘草5克，桔梗5克，北沙参15克，麻黄8克，桂枝5克，茯苓15克。

若身感恶寒，可加祛寒的药物：羌活8克，防风8克；若咳痰不爽、痰液黏稠、胸闷，可加燥湿化痰的药物：半夏10克，厚朴8克；若口渴难耐、烦躁不安，可加滋阴清热的药物：石膏30克，麦门冬10克，黄芩5克。

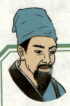

药王有话说

古人将气血亏虚引起的浮脉又分为濡脉、散脉、芤脉、革脉。濡脉表示气血极度衰弱，散脉表示病情已经十分危急，芤脉表示阴液严重亏虚，革脉表示在阴液严重亏虚的基础上又有邪气偏盛的病证。

在治疗时，虽然都是使用补益气血的药物来治疗，但在用药的层次上仍然有讲究，濡脉可以使用补益气血的药物，芤脉可以使用滋阴的药物，革脉可以使用滋阴药物配伍祛邪药物，散脉则必须特别慎重。

濡脉（阴）

脉象示意图	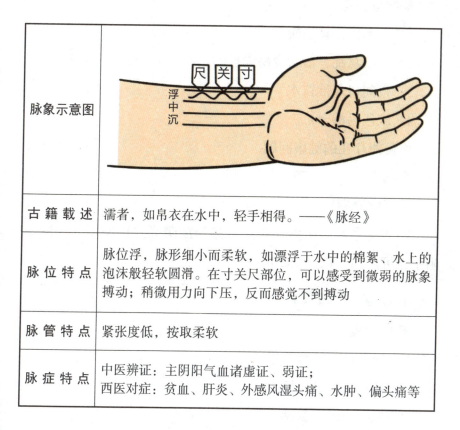
古籍载述	濡者，如帛衣在水中，轻手相得。——《脉经》
脉位特点	脉位浮，脉形细小而柔软，如漂浮于水中的棉絮、水上的泡沫般轻软圆滑。在寸关尺部位，可以感受到微弱的脉象搏动；稍微用力向下压，反而感觉不到搏动
脉管特点	紧张度低，按取柔软
脉症特点	中医辨证：主阴阳气血诸虚证、弱证； 西医对症：贫血、肝炎、外感风湿头痛、水肿、偏头痛等

当人体气血严重亏虚时，体内的元气（存在于肾脏的精气）也已经衰竭，已不能收摄体内的气血，导致气血不能正常运行到体内的脏腑，只能循行于肌表浅层的组织器官，从而形成了濡脉。大病之后、久病不愈、年老体虚或是先天体弱的人，因

体内的气血严重亏虚，都可能出现濡脉。

寸关尺候病

左寸濡——心气血亏虚

● 典型表现

1. 心率快，易恐慌。
2. 心烦意乱，情绪容易失控。
3. 夜间口干欲饮水。
4. 眠浅易醒。

● 可能存在的健康问题

失眠。

● 治疗原则

左寸濡多为心阴虚，阴虚有热当滋阴降火，使阳气秘藏于阴中，可用柏子仁、龙眼肉等。

右寸濡——肺气虚

● 典型表现

1. 容易出现持续低热。
2. 怕风，容易出汗。
3. 抵抗力弱而易感。

● 可能存在的健康问题

感冒，鼻窦炎。

● 治疗原则

注意补养肺气，滋阴润肺，使虚热得以敛于阴中。

左关濡——肝血不足

● 典型表现

1. 肘膝屈伸不利，拘急不适。
2. 视力下降，视物模糊。
3. 面乏血色，指甲干灰。
4. 可能出现耳鸣耳聋。

● 可能出现的健康问题

贫血。

● 治疗原则

对于肝血虚、筋不得养的情况，可以采用补养肝血的方法，另外可以多服用猪血等具有补血作用的食物。

右关濡——脾虚脾湿

● 典型表现

1. 腹部胀满。
2. 食少，没有食欲。
3. 困倦乏力，没有精神。
4. 体型过瘦或肥胖。

● 可能存在的健康问题

疲劳综合征，肥胖。

● 治疗原则

针对脾胃虚弱的情况，多采用健脾养胃的方法，注意少食生冷，规律作息，适当参加体育锻炼，综合提高身体素质。

双尺濡——精亏火衰

● 典型表现

1. 情绪低落,精神萎靡,对外界事物没有兴趣。
2. 小便色清。
3. 四肢冷,手足冰凉。
4. 腰部酸痛。
5. 男性可能有遗精等表现。

● 可能存在的健康问题

坐骨神经痛,阳痿。

● 治疗原则

尺代表肾,肾的病变多与虚有关,而且大多为肾阴、肾阳亏虚,治疗多采用阴阳双补的方法和原则。

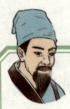

药王有话说

濡脉多由亡血阴虚、髓海和丹田亏损严重所致,治疗上以调节体内的阴阳平衡为主。

藿香梗芳香化湿,又兼有行气之功。厚朴、大腹皮、陈皮三药相配,苦温与辛温并用,辛开苦降,燥湿行气,疏通气机。神曲、麦芽醒胃消食化滞。茯苓皮、茵陈相配,渗利湿浊,茵陈又有芳香化湿之功。杏仁降肺气以利大肠,又兼通调水道。诸药配伍,祛湿浊,化食滞,畅气机,以调理脾胃之升降功能。

革脉（阴）

脉象示意图	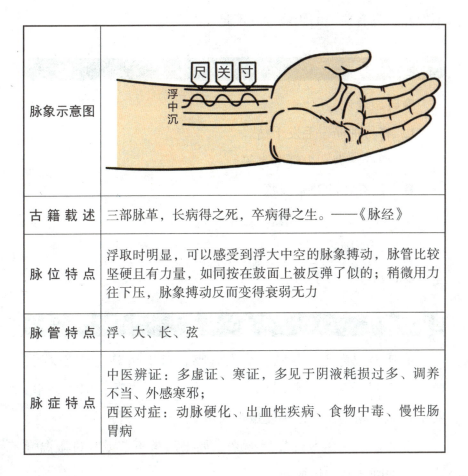
古籍载述	三部脉革，长病得之死，卒病得之生。——《脉经》
脉位特点	浮取时明显，可以感受到浮大中空的脉象搏动，脉管比较坚硬且有力量，如同按在鼓面上被反弹了似的；稍微用力往下压，脉象搏动反而变得衰弱无力
脉管特点	浮、大、长、弦
脉症特点	中医辨证：多虚证、寒证，多见于阴液耗损过多、调养不当、外感寒邪； 西医对症：动脉硬化、出血性疾病、食物中毒、慢性肠胃病

革脉的脉管较硬，而芤脉较柔和。芤脉主失血或阴伤，革脉主亡血和失精。亡血比失血更严重，失精比阴伤更严重。

引起革脉的原因，主要是患者在精血严重亏虚的基础上，兼有严重的病理物质停滞（如痰饮、邪热、瘀血等病理产物），这些病理产物导致脉管管壁出现硬化的现象，阻碍气血不能正常通过脉管管壁，才会显得脉管坚硬而有力。换句话说，出现革脉的患者，是同时具有阴液亏虚与病理产物停滞的病证，而不像芤脉只有单纯的阴液亏虚不足。

寸关尺候病

● 典型表现

1. 容易抽筋、毛发干枯。
2. 神疲乏力、少气懒言等。

● 可能存在的健康问题

女子小产，男子失精。

● 治疗原则

以补血填精为本。

依症开方

革脉表现为头晕目眩，脱发耳鸣，口干咽燥或干咳少痰，咳血，双目干涩，急躁易怒，心烦，心悸，失眠，阳强易举，女子梦交，潮热盗汗，小便量少而黄。

本证是从阴液亏虚发展而来，如果房事不节或是过服温燥药物会加剧革脉的形成。

如果治疗不当，病情可发展加重而转变为心动过速、惊悸、癫狂、高血压、动脉硬化、性功能障碍等。

【治疗方剂】知母10克,黄柏3克,生鳖甲30克,山茱萸5克,山药15克,牡丹皮3克,泽泻10克,茯苓15克,怀牛膝15克。

兼有小便黄、涩、痛者,加车前子15克,泽兰10克;兼有嘴角破、火气旺者,加黄芩5克,麦门冬15克;兼有口苦口臭者,加龙胆草5克,黄连3克。

洪脉（阳）

脉象示意图	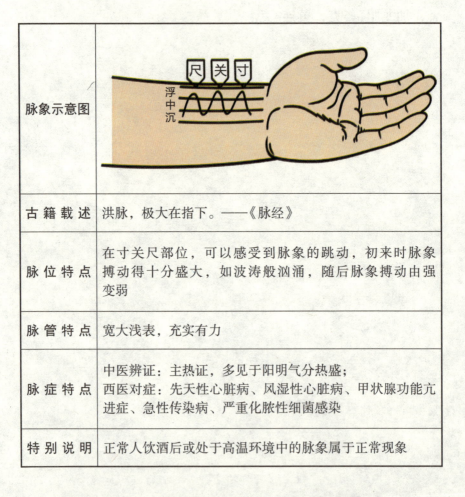
古籍载述	洪脉，极大在指下。——《脉经》
脉位特点	在寸关尺部位，可以感受到脉象的跳动，初来时脉象搏动得十分盛大，如波涛般汹涌，随后脉象搏动由强变弱
脉管特点	宽大浅表，充实有力
脉症特点	中医辨证：主热证，多见于阳明气分热盛； 西医对症：先天性心脏病、风湿性心脏病、甲状腺功能亢进症、急性传染病、严重化脓性细菌感染
特别说明	正常人饮酒后或处于高温环境中的脉象属于正常现象

出现洪脉，主要是因为邪热停滞于体内的缘故，特别是在炎热的环境下，正邪搏斗剧烈，正气充盛，与邪相争，气血激

荡，邪热壅盛，多数寸、关洪实有力，表现出口渴、大汗等一派热象，人体遭受邪热的侵袭更容易引起洪脉。

除此之外，人体出现洪脉的基本条件是具备气血充盛的体质。因为，唯有在气血充盛的情况下，气血才具有足够的能力与停滞于体内的邪热相互搏击，最终才会形成强而有力的洪脉。

造成洪脉的邪热虽然相当炽盛，但是邪热只侵袭到人体的气分，并没有深入到人体的血分。由于邪热侵袭到人体的气分，必然导致体内的"阳"更为亢盛，于是造成血管中的阴阳气血失调。在运行的速度上，无形的气比有形的血更为快速。当脉象的搏动出现时，可以首先感觉到指下的脉象十分洪大，这是因为脉管中亢盛的气比血先行到达而形成搏动；当亢盛的气消退之后，就会感到指下的脉象逐渐减弱，这就是洪脉表现出"来盛去衰"的原因。

寸关尺候病

左寸洪———心火炽盛

● 典型表现

1. 舌尖红，舌尖起溃疡。
2. 心烦意乱，自觉急躁不耐。
3. 夜间不寐，难以入睡。
4. 中暑前兆。

● 可能存在的健康问题

口腔溃疡，甲状腺功能亢进，主动脉瓣关闭不全。

● 治疗原则

在清热泻火、宣发郁热的同时，要特别注意养阴，心阴得养，心火得潜，心烦、口舌生疮的情况才能得以减轻。

右寸洪——肺热壅盛

● 典型表现

1. 前胸满闷，呼吸不畅。
2. 后背闷胀，捶打无明显减轻。
3. 口舌干燥，口渴，想喝凉水。
4. 大便秘结，大便干。

● 可能存在的健康问题

咳嗽，便秘，高血压。

● 治疗原则

对于肺热壅盛的情况，要在清宣肺热的同时多用柔润之品，不可过于燥烈，以免进一步损伤肺阴。右寸出现洪脉多在秋季，燥邪犯肺、肺气郁闭也可出现洪大有力的脉象，要多食养阴之品，如百合、莲子等。

左关洪——肝火上炎

● 典型表现

1. 性格挑剔，急躁，易怒。
2. 晨起口干苦。
3. 胁肋胀满，甚则胁痛。
4. 小便黄赤，大便干结。

- 可能存在的健康问题

高血压，崩漏。

- 治疗原则

对于肝火上炎的情况，在清肝泻火的同时，还要凉肝息风。肝藏血，需要考虑到可能有血热妄行的出血倾向，所以在治疗时要注意加入凉血之品。另外，正常男性也可能出现左关洪大的情况。

右关洪——胃热满胀

- 典型表现

1. 胃胀，痞闷，不喜按，甚则按压略痛。
2. 嗳气，反酸，口中异味。
3. 容易饿，食量大，但体重增加不明显。
4. 喜欢吃辛辣、油腻之品。
5. 大便干结，排出困难。

- 可能存在的健康问题

高血脂，胃炎，胃溃疡。

- 治疗原则

对于右关洪脉的情况，可以采取苦降通腑之法，少吃油腻、辛辣、刺激的食物，多吃新鲜的水果蔬菜，在饮食上做到滋阴润燥，不用辛香燥烈之品，将有助于疾病的改善。

双尺洪——真阴枯竭

- 典型表现

1. 舌面少津，甚则干裂。
2. 口干齿枯，皮肤干燥。

3. 咽喉肿痛。

4. 难以入睡。

● 可能存在的健康问题

崩漏，失眠，干燥综合征。

● 治疗原则

"水浅不养龙"，治疗时应加入滋补肾阴的药物，但要注意胃肠是否邪净畅通，否则难以填补真阴的不足。

依症开方

中暑是夏季的常见病，主要表现为身体高热，面红目赤，大量出汗，口渴，昏昏欲睡，烦躁不安，小便赤黄等。

中暑主要是人体在天气炎热、暑气流行的季节因感受暑气而患病。

如果治疗不当，病情可发展加重而转变为痉挛、衰竭、休克昏迷等。

【治疗方剂】西洋参10克，桔梗5克，石膏30克，白术15克，北沙参15克，甘草5克，黄连3克，连翘3克，知母5克，菊花10克。

中暑后，如果食欲不振，可加化湿开胃的药：藿香10克，砂仁8克，佩兰10克；如果精神不佳、身疲体倦，可加养血生津的药：党参10克，茯苓15克；如果心情极度烦躁不安，可加泻火除烦的药：栀子5克，牡丹皮5克。

芤脉（阳中阴）

脉象示意图	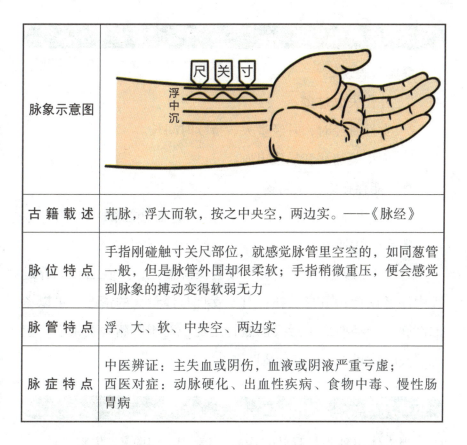
古籍载述	芤脉，浮大而软，按之中央空，两边实。——《脉经》
脉位特点	手指刚碰触寸关尺部位，就感觉脉管里空空的，如同葱管一般，但是脉管外围却很柔软；手指稍微重压，便会感觉到脉象的搏动变得软弱无力
脉管特点	浮、大、软、中央空、两边实
脉症特点	中医辨证：主失血或阴伤，血液或阴液严重亏虚； 西医对症：动脉硬化、出血性疾病、食物中毒、慢性肠胃病

人体因为出血严重，或是严重上吐下泻、满身大汗等因素，都会导致体内的阴液严重受损，或是失血过多。由于体内的血量突然减少，血液不足以充润脉管，于是造成脉管空虚，

加之此时阳气没有阴液可以依附而浮越在外，就会形成脉管浮大中空的芤脉。

在临床上，出现芤脉者大多是老人、爱喝酒、经常熬夜或纵欲过度的人。芤脉属于复合脉，在众多脉中不常见，是一种比较难掌握的脉象。

寸关尺候病

● 典型表现

1. 外伤失血过多。
2. 女性月经时，月经量大、持续时间长。
3. 内里脏腑病变导致出血。

● 可能存在的健康问题

消化道出血，混合痔出血，贫血，造血功能障碍等。

● 治疗原则

对于外伤失血过多，可直接去医院输血，并在后续调养过程中注意饮食，适当滋补；对于女性月经量大的情况，可以考虑健脾，于经期结束后投以滋补之药；对于脏腑病变出血，应先解决脏腑问题，再进行适度滋补养血。

依症开方

当人体出现头晕目眩，脱发耳鸣，口干咽燥，失眠，健忘，腰膝酸痛、潮热盗汗，小便量少而黄时，表示阴液耗损过多。阴液耗损过多通常是因为先天禀赋不足、年高体弱、久病不愈、情志内伤、房劳过度或早婚多育所致，如果治疗不当，病情可发展加重而转变为头痛、眩晕、腰痛、耳鸣、高血压、甲状腺功能亢进、神经衰弱、慢性肾炎、更年期综合征等疾病。

【治疗方剂】山茱萸5克，熟地黄15克，香附3克，菟丝子15克，山药15克，生鳖甲30克，茯苓15克，牡丹皮5克，怀牛膝15克。

如果虚热严重会加重津液的丢失，可加清热的药：地骨皮15克，青蒿15克；如果口干咽燥比较严重，可加养阴清肺的药：北沙参15克，麦门冬15克；如果男子有遗精早泄的症状，可加固精的药：桑螵蛸10克，金樱子15克。

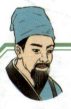

药王有话说

革脉比芤脉更难医。一般来说，芤脉属于虚证，而革脉除了虚证，还有实邪。在用药上完全不同。芤脉，完全可以滋阴，而革脉，则要滋阴祛邪，这个祛邪可能是清热，也可能是活血。因为脉管硬，表示气的运行不顺畅，停滞在体内，也属于邪气的一种。

散脉（阴）

脉象示意图	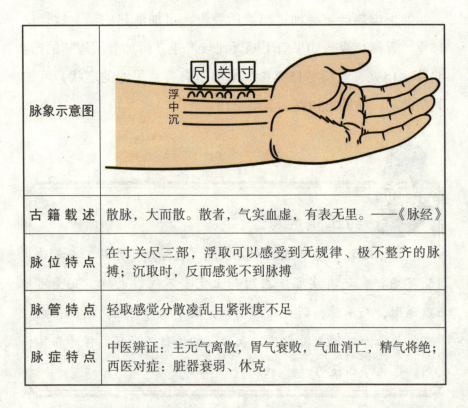
古籍载述	散脉，大而散。散者，气实血虚，有表无里。——《脉经》
脉位特点	在寸关尺三部，浮取可以感受到无规律、极不整齐的脉搏；沉取时，反而感觉不到脉搏
脉管特点	轻取感觉分散凌乱且紧张度不足
脉症特点	中医辨证：主元气离散，胃气衰败，气血消亡，精气将绝；西医对症：脏器衰弱、休克

散脉是一种生死攸关的脉象，出现这种脉象时，表示病情已经十分危险，需要急救处理。

在古代，由于医疗条件比较落后，只有尝试用"独参汤"抢救；如今医疗条件比较好，需要紧急护送患者去医院抢救。

寸关尺候病

左寸散——心气散

● 典型表现

1．时常感到心悸、心慌，可能导致心律失常伴气短喘促。

2．入睡困难，且眠浅、多梦、易惊醒。

3．易发低烧，额头易出汗。

● 可能存在的健康问题

心律不齐，冠心病等。

● 治疗原则

治疗宜宁心安神、补心气。

右寸散——肺气散

● 典型表现

1．咳嗽迁延不愈，时常感觉忧伤，导致肺气散而不聚。

2．夜里睡觉或休息时会忽然出一身冷汗。

3．抵抗力差、耐寒能力弱，易伤风感冒，易被传染。

● 可能存在的健康问题

肺痨，慢性支气管炎，慢性肺炎等。

● 治疗原则

肺气是机体抵御外邪入侵的最表层的屏障。若肺气散乱，会使人体抵抗力降低，进而引发疾病，调养上要注意补敛肺气。

左关散——肝气散

● 典型表现

1．受到较为严重的惊吓，一段时间后可能出现下肢水肿。

2. 少气乏力、四肢无力。

● 可能存在的健康问题

脂肪肝、肝硬化、肝炎等较为严重的肝脏疾病。

● 治疗原则

导致肝气散乱的原因通常有两个：肝气虚和受到惊吓，二者相互影响，互为因果。治疗应以补肝气、镇静安神为主，同时注意对水肿的治疗，可以服用利水化湿的药物，也可以通过按揉四肢，加速气血运行来加快消肿。

右关散——脾气虚

● 典型表现

1. 小腹胀满难受，按压不疼。

2. 面色发黄、无光泽，甚至出现呕吐，注意是否有寄生虫存在。

3. 形体消瘦但小腹凸起。

4. 可能出现手足水肿。

● 可能存在的健康问题

脾大、胃胀气等。

● 治疗原则

以消食导滞去水肿为基本治疗准则。实证通常按压腹痛，以消食导滞为主；虚证则按压不痛，要注意滋补养虚。同时应注意饮食清淡，控制食盐摄入量。

双尺散——肾阴阳两虚

● 典型表现

1. 久病卧床，导致元气离散。

2. 孕妇分娩时，或产后体力大量散失、耗气严重。

3. 某些急症或重伤，出现暂时的散脉。

4. 药物、食物中毒等。

● 可能存在的健康问题

对于久病卧床的人来说，若出现双尺脉散，则要注意观察，避免出现元阳离散的情况，一旦出现，情况就比较危笃。若是在女性孕期出现散脉，则可能是流产、早产的先兆，要马上送医院治疗。

● 治疗原则

肾乃先天之本，顾护元阴元阳，应阴阳并补，益精填髓。

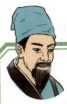

药王有话说

出现散脉往往代表着患者元气离散、胃气衰败、气血消亡、精气将绝，病情比较严重，是脏腑精血衰竭、阳气无所依附的表现。

因此，可以使用一些补气养血的中药，如黄芪、党参、熟地黄等，来提升机体的气血运行。

沉脉（阴）

脉象示意图	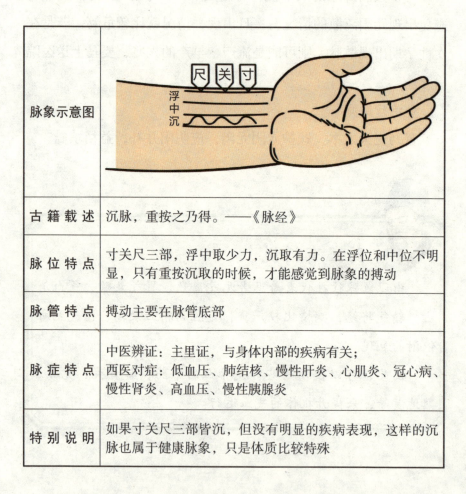
古籍载述	沉脉，重按之乃得。——《脉经》
脉位特点	寸关尺三部，浮中取少力，沉取有力。在浮位和中位不明显，只有重按沉取的时候，才能感觉到脉象的搏动
脉管特点	搏动主要在脉管底部
脉症特点	中医辨证：主里证，与身体内部的疾病有关； 西医对症：低血压、肺结核、慢性肝炎、心肌炎、冠心病、慢性肾炎、高血压、慢性胰腺炎
特别说明	如果寸关尺三部皆沉，但没有明显的疾病表现，这样的沉脉也属于健康脉象，只是体质比较特殊

正常人的脉象通常出现于浮部与沉部之间的中部，不至于完全出现在浮部，也不至于完全出现在沉部。当人患感冒时，

由于体内的气血会涌上肌表与外在的邪气斗争，以抵御外在邪气继续侵入体内，此时会出现浮脉。

当出现沉脉时，表示人体内有病理物质（比如痰饮、邪热、瘀血等）形成，导致气血流向体内，去消灭这些侵入体内的病理物质，于是就会产生沉脉。

寸关尺候病

右寸沉兼滑或涩——痰瘀互结于肺

● 典型表现

1. 身体肥胖或有暴饮暴食的经历和倾向，稍微一动就会喘。
2. 胸闷，想咳痰但咳不出，胃脘不适、疼痛，甚至呕吐。
3. 心烦，晚上入睡困难或睡眠质量差。

● 可能存在的健康问题

肺炎、肺结节、肺瘀血、阑尾炎等。

● 治疗原则

由于饮食过度出现的沉脉，应控制摄入量，清淡饮食，以理气化痰为主；由于脾湿肥胖出现的沉脉，宜健脾和胃、开郁化痰。

左寸沉弦——饮停胸胁

● 典型表现

1. 喝完水，水停在了胸胁部位，继续喝水无法下咽。
2. 胸胁疼痛，睡时转身及咳嗽时疼痛加剧。

● 可能存在的健康问题

心包积液、胸腔积液等。

● 治疗原则

饮停胸胁的根本原因是阳虚不能运化水液。身体较为强壮的人若是经常在夏天饮冰水,逐渐地就有可能出现饮停胸胁的情况。由此可见,日常的饮食习惯对健康的影响有多大。所以,要随时注意,保证人体气水运行通畅,维持正常的气水关系。

左关沉弦——肝气郁结

● 典型表现

1. 性格较内向,遇事容易生闷气。
2. 两胁胀痛且疼痛位置不定。

● 可能存在的健康问题

肝炎、脂肪肝等肝脏疾病,胆结石、乳腺增生、子宫肌瘤等。

● 治疗原则

肝气郁结不舒与情绪关系密切,除了饮食、中药调养之外,还要注意精神的调摄。要常与他人交流,在沟通的过程中排解内心的烦闷不安。起初出现口干、口苦和胁肋部(即两侧)疼痛时,就应当引起注意,在治疗上以疏肝解郁为主,并配以情绪调养,会有不错的效果。

右关沉缓——脾阳虚

● 典型表现

1. 常感腹部隐隐疼痛、大便不成形、四肢手脚发凉。
2. 身体本就虚弱,或因久病而体虚。

● 可能存在的健康问题

腹泻、慢性胃肠炎、肠易激综合征等。

- 治疗原则

这里的沉缓脉以脾阳虚为主，引起脾虚的原因有饮食无度、缺乏锻炼、过度劳累、熬夜及久病。现实生活中，很多体型较胖的中老年人都有这样的问题。另外，如果大量摄入冷饮、吃寒凉食物或暴饮暴食，也会损伤脾阳。因此，治疗当以温阳健脾为主。

右尺沉——寒凝致痛经

- 典型表现

1．月经易延迟、量少且有深色血块。

2．腹痛难以忍受，不喜按，经保暖或热敷后疼痛减轻。

3．痛经时面色青白、四肢手脚发凉、怕冷、舌苔白。

- 可能存在的健康问题

月经不调、子宫腺肌症、子宫肌瘤等。

- 治疗原则

中医认为引起痛经的原因有很多，这里主要是由于受寒引起的痛经，因此治疗宜温经、散寒、止痛。

双尺沉细——肾气不足

- 典型表现

1．盗汗，也就是睡觉时会大量出汗，傍晚时低热。

2．少白头，坐着的时候不自觉抖腿。

3．中老年人小便时寒战，也是肾气不足的表现。

- 可能存在的健康问题

各种早衰，如卵巢早衰、少白头等。

●治疗原则

肾气不足是早衰的直接原因，也会有抵抗力下降的表现，可能导致的疾病有很多。治疗以固精填髓、补精益气为主，平时可以多吃黑芝麻、核桃、花生等。

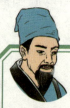

药王有话说

由于病理物质（邪热、痰饮、瘀血）停滞于体内，才有了沉脉的脉象。在治疗时，必须根据患者的病证，用能够祛除病理物质的药物来治疗。如果属于里实证，则必须以祛除病理物质的药物为主；如果属于里虚证，则必须同时兼顾补益气血与祛除病理物质。

●里实证：当病理物质在体内形成时，如果患者的气血充盛，能够与停滞于体内的病理物质对抗，在气血与病理物质斗争的过程中，就会出现沉而有力的脉象，这种情况称为里实证。

●里虚证：如果患者的气血亏虚不足，气血无力与病理物质抗争，就会出现沉而无力的脉象，这种情况称为里虚证。

如果脉沉而有力，多为里实，邪盛内郁，正邪相争于里，阳气被遏，无法鼓动脉气于外，气滞、血瘀、食积、痰饮等病证常见此脉象；如果脉沉而无力，多为里虚，气血不足或阳虚气少的人，阳气无力升举、鼓动脉气，可见于各脏腑的虚证。

牢脉（阴中阳）

脉象示意图	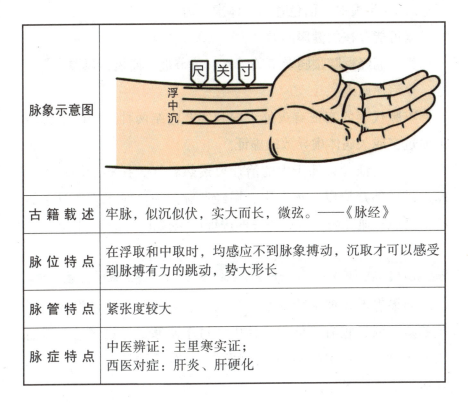
古籍载述	牢脉，似沉似伏，实大而长，微弦。——《脉经》
脉位特点	在浮取和中取时，均感应不到脉象搏动，沉取才可以感受到脉搏有力的跳动，势大形长
脉管特点	紧张度较大
脉症特点	中医辨证：主里寒实证； 西医对症：肝炎、肝硬化

当人体内的阳气亏虚不足时，阴气就会偏盛。阴气属于寒邪，当阴气偏盛时，体内的寒气就比较炽盛，而寒邪具有收引的性质，必然会导致气血容易凝滞而不易运行，出现脉形坚牢不移的现象，从而形成牢脉的脉象。总之，出现牢脉的原因，主要是患者体内的阳气亏虚不足导致阴气偏盛，而阴气偏盛容易收引凝滞体内气

血，将脉管中的气血凝聚于筋骨的深处所致。

寸关尺候病

● 典型表现

1．怕冷，肢体疼痛、僵硬。

2．大量失血、面色苍白、体虚乏力。

● 可能存在的健康问题

实寒痛经、膝腰腿及诸关节疼、关节炎、痛风、风湿病等。

● 治疗原则

牢脉代表的实证有火郁于内和实寒内结两种；同时也代表失血过多或久病体虚导致的虚证。

对于实证，火郁于内的治疗要透热转气、托邪于外；而实寒内结的治疗应以补火助阳、温经通脉为主。对于失血过多的虚证应该补血养阴，久病体虚的虚证应该扶正、祛邪、固表。

依症开方

如果患者表现出特别怕冷、四肢容易僵冷、脸色发青、嗜睡等症状时，很有可能因为体内太过于阴寒，导致气血凝滞而出现牢脉。如果治疗不当，病情可发展加重而转变为腹泻、低血压、休克昏迷等。

【治疗方剂】桂枝5克，白芍5克，附子10克，威灵仙15克，干姜10克，白术15克，黄芪15克。

如果感到体力下降严重，可以加补元气的药：人参15克，西洋参10克；如果大便溏泻，可以加固阳的药：补骨脂5克，巴戟天10克；如果感觉脘腹胀闷，可以加理气和胃的药：小茴香5克，高良姜10克。

伏脉（阴）

脉象示意图	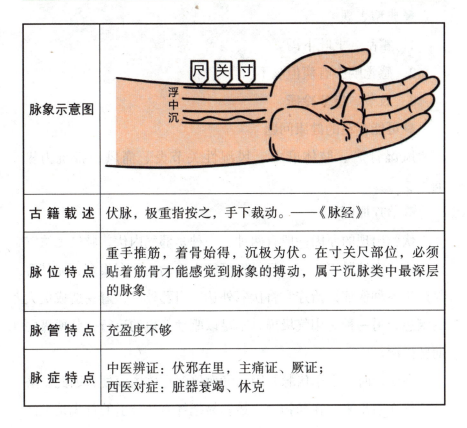
古籍载述	伏脉，极重指按之，手下裁动。——《脉经》
脉位特点	重手推筋，着骨始得，沉极为伏。在寸关尺部位，必须贴着筋骨才能感觉到脉象的搏动，属于沉脉类中最深层的脉象
脉管特点	充盈度不够
脉症特点	中医辨证：伏邪在里，主痛证、厥证； 西医对症：脏器衰竭、休克

　　人体内有病理物质（气闭、热闭、痰饮停滞、血瘀闭阻等）停滞时，会阻滞气血的运行，造成气血紊乱，导致脉气无法宣通，出现脉管深伏的伏脉。

　　生活作息不规律，又喜吃冰冷食物，就会导致气血的运行不顺畅，在遭受到外在突然的情绪刺激后，脉象就深伏不见。

但此时的气血并没有亏损,只是气血逆流,厥逆在体内深处出不来。由于气血停滞不行,气血不通才会感觉疼痛。

寸关尺候病

● 典型表现

1. 霍乱,上吐下泻。
2. 感觉咽中有痰但咳不出。
3. 肢节、指节冷痛。

● 可能存在的健康问题

风湿骨痛、肢体麻木、风湿性关节炎、痛风,抵抗力极弱等。

● 治疗原则

伏脉出现的原因一般有两种:一种是邪气内伏,脉气无法宣通,深伏在筋脉以下,一旦暴发可能出现的病症有很多,尤其容易产生各种痹症,治疗宜将伏邪外达,引邪外出,避免造成更大的疾患;另一种是阳气极虚,不足以驱动气血的运行,脉搏极弱而脉位深。

在治疗时,由于伏脉是因为气血停滞在体内深处,因此,必须把气血引出来。在药物中,最容易把气血往外引的首先是发汗药,其次是理气活血药。气血停滞太久,还会化热,损伤肝肾。而且气血停滞时间长了,如果不补益气血,气血也没有力量出来。此时,单用行气活血药并不能产生明显的疗效,必须适当地增加补益气血药。

依症开方

如果患者表现为剧烈头痛,恶心呕吐或是血压突然增高等真头痛症状时,很有可能是因为气血紊乱,导致脉气无法宣通而出现伏脉。如果治疗不当,病情可发展加重而转变为中风、半身不遂等疾病。

【治疗方剂】桔梗5克,红花3克,升麻5克,丹参15克,怀牛膝15克,生鳖甲20克,黄芪15克,元胡15克,薄荷5克。

如果感觉口干舌燥,可以加清热燥湿的药:北沙参15克,黄芩5克;如果感觉胸闷痰多,可以加散结通络的药:半夏10克,白芥子15克。

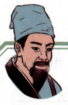

药王有话说

在切诊时,如果用手指轻轻触压就能感觉脉象的,称为浮脉。在浮脉类中,感觉散漫而没有根基的称为散脉,感觉飘浮微弱的称为濡脉。

如果用手指重压至接近筋骨的部位才能感觉脉象的,称为沉脉。在沉脉类中,必须将手指重压至筋骨,并且仔细寻找才能感觉脉象的,称为伏脉;如果将手指重压至筋骨,感觉指下的脉象浮大弦长且比较容易寻找的,称为牢脉。

迟脉（阴）

脉象示意图	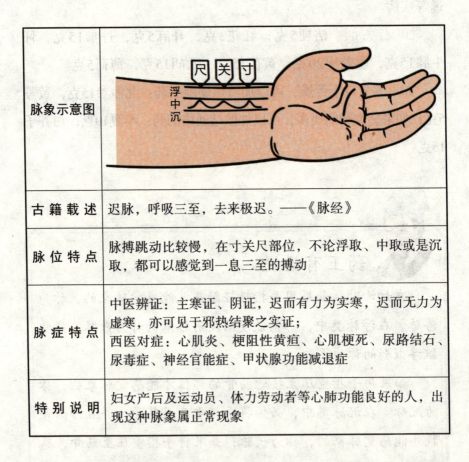
古籍载述	迟脉，呼吸三至，去来极迟。——《脉经》
脉位特点	脉搏跳动比较慢，在寸关尺部位，不论浮取、中取或是沉取，都可以感觉到一息三至的搏动
脉症特点	中医辨证：主寒证、阴证，迟而有力为实寒，迟而无力为虚寒，亦可见于邪热结聚之实证； 西医对症：心肌炎、梗阻性黄疸、心肌梗死、尿路结石、尿毒症、神经官能症、甲状腺功能减退症
特别说明	妇女产后及运动员、体力劳动者等心肺功能良好的人，出现这种脉象属正常现象

中医认为寒邪具有收引凝滞的特性，脉搏的快慢依靠阳气的推动，当人体内的气血虚弱不足时，没有足够的气血可以与停滞的寒邪相对抗，停滞于体内的寒邪就会收引凝滞气血，阻

碍脉管中的气血运行。气血运行一旦受到影响，在脉象上的体现就是迟脉。

迟脉患者通常患有虚寒证，在诊断时，必须根据患者实际的症状表现来判断病情，而不能根据迟而有力的迟脉这一假象来判断。

右寸迟——寒邪客肺

●典型表现

1．咳嗽声大、重且浊，有喘息声，有清白痰。

2．怕冷且四肢末端发凉。

3．发病较急，猝然发作的咳嗽、气喘。

●可能存在的健康问题

感冒、咳嗽、哮喘、肺炎等。

●治疗原则

右寸迟多由于寒邪客肺、寒伤肺气所致，治疗以温肺散寒、止咳平喘为原则。另外，现代人大多在感冒后选择输液、服用清热解毒的药物来治疗，虽然可以有效地减少发热，但大多会损害人体的阳气（即人体自身免疫力），且病情极容易反复。因此，常在医院打吊瓶治感冒的人大都是右寸沉而弱的。

左寸迟而无力——寒凝心脉、心气虚寒

●典型表现

1．经常心悸气短，易感冒且症状较重，面部红肿。

2．睡眠质量差，多梦话，易醒。

● 可能存在的健康问题

慢性心脏疾病等。

● 治疗原则

心气虚的治疗应以补养心神、益气安神为主。寒凝的则要温经通脉、扶助心阳，使胸中气机顺畅、阳气充足。

右关沉迟——胃寒、胃脘痛

● 典型表现

1. 胃脘疼痛，用手按压或热敷后可缓解，伴有不同程度的消化不良。

2. 舌苔白，口中淡，喜饮热水，严重时会呕吐清水样物。

● 可能存在的健康问题

胃炎、胃溃疡、十二指肠溃疡等慢性胃肠道疾病。

● 治疗原则

胃寒的治疗应以暖胃散寒为主，日常生活中应少吃生冷或寒凉的食物，尤其要注意冷热食物不可以一起吃，且要有规律地合理饮食，尽量少吃零食，避免暴饮暴食。

双尺沉而无力——肾虚寒

● 典型表现

1. 晨起腰酸背痛，双腿乏力。

2. 部分人会有胁下痛的症状。

3. 小腹胀满喜按，大便不成形且量少，排便不规律。

● 可能存在的健康问题

随着年龄的增长，肾虚寒的症状在老年人身上常见；平时不注意养护腰腹，导致寒邪侵袭、阳气受损，这种肾虚寒的问题逐渐在年轻人身上显现。

● 治疗原则

老年人常见肾虚寒的病症，宜补肾填精，以达到想要的长寿目标；现在越来越多的年轻人长期缺乏锻炼，加上工作压力比较大，夏季吹空调又导致人长期生活在寒冷的环境中，使肾虚寒的现象逐渐年轻化。

依症开方

如果患者经常感到畏寒喜暖，四肢冰冷，或是头痛，腹部冷痛，很有可能是因为寒邪停滞，导致气血运行缓慢而出现迟脉。如果治疗不当，病情可发展加重而转变为冻疮、痛经、闭经、月经不调、风湿性关节炎等。

【治疗处方】细辛3克，甘草5克，当归10克，白芍5克，通草15克，大枣15克，桂枝3克。

如果感到体力明显下降，可加复脉固脱的药：人参15克，西洋参10克；如果痰液稀白且怕冷，可加祛寒的药：干姜10克，细辛3克；如果经常消化不良，可加助脾胃的药：山楂10克，白术10克。

缓脉（阴）

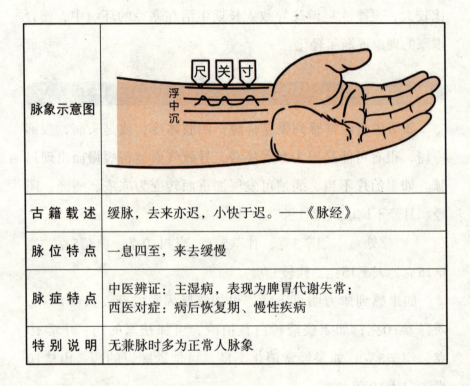

脉象示意图	
古籍载述	缓脉，去来亦迟，小快于迟。——《脉经》
脉位特点	一息四至，来去缓慢
脉症特点	中医辨证：主湿病，表现为脾胃代谢失常； 西医对症：病后恢复期、慢性疾病
特别说明	无兼脉时多为正常人脉象

　　湿邪具有重浊的特性，若湿邪停滞于体内，会减弱气血运行的速度。而脾虚又可能产生水湿的停滞，出现搏动次数减少的缓脉。虽然迟、数、疾、缓四种脉象都与脉率相关，但缓脉并非是跳动极慢，其脉势的来去是松弛而和缓的。在辨证时，缓脉多与肠胃有关，诊脉的重点为右手关部。

寸关尺候病

● 典型表现

1. 饭量变少，对油腻食物不感兴趣，吃东西易腹泻，大便不成形。

2. 体型多偏胖，男性常有啤酒肚。

3. 总是提不起精神，全身乏力，气短懒言。

● 可能存在的健康问题

高血脂、高血糖、高血压等慢性病，胆囊炎、脂肪肝等肝胆疾病。

● 治疗原则

当下城市人群常见的亚健康状态就是脾湿体质，治疗时应以健脾养胃、化痰除湿为基础。

依症开方

当人体出现脘腹闷胀、恶心呕吐、口淡不渴、大便溏泻，或是肢体浮肿等症状时，很有可能是因为水湿停滞于体内，导致气血运行缓慢而出现缓脉。

如果治疗不当，病情可发展加重而转变为急慢性肠炎、盆腔炎、慢性痢疾、慢性肾炎等。

【治疗方剂】厚朴5克，甘草5克，泽泻10克，干姜5克，白术15克，桂枝3克，茯苓15克，苍术10克，槟榔3克。

如果腹胀严重，可加破气消积的药：枳实5克，小茴香5克；如果有痰且多，可加降气化痰的药：白芥子10克，莱菔子10克。

涩脉（阴）

脉象示意图	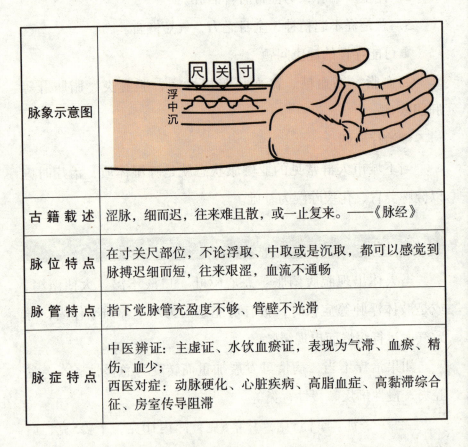
古籍载述	涩脉，细而迟，往来难且散，或一止复来。——《脉经》
脉位特点	在寸关尺部位，不论浮取、中取或是沉取，都可以感觉到脉搏迟细而短，往来艰涩，血流不通畅
脉管特点	指下觉脉管充盈度不够、管壁不光滑
脉症特点	中医辨证：主虚证、水饮血瘀证，表现为气滞、血瘀、精伤、血少； 西医对症：动脉硬化、心脏疾病、高脂血症、高黏滞综合征、房室传导阻滞

在所有病因中，最容易造成气血运行艰涩的，就是气滞血瘀。当体内的气血在某个部位瘀阻不通时，自然会导致脉管中的气血运行不畅而出现涩脉。

除此之外，由于阳气能够推动血液的运行，而血液又能够运载阳气，如果阳气或是血液亏虚不足，自然会影响气血的正常运行，导致气血运行不畅而出现涩脉。

当人体内出现精伤时，指人体内的"精，气，神"的"精"受到严重的亏损，必然会同时兼有气血亏损不足的现象，而气血亏损不足自然会导致气血的运行不顺畅。因此，就会出现脉气往来艰涩的涩脉。

寸关尺候病

左寸涩

● 典型表现

1. 气郁型的人会出现长期闷闷不乐、虚弱、无力；还会有胸闷、疼痛，以及因长期胸闷导致的背部疼痛。

2. 血瘀型的人会出现嘴唇、指甲发青、发紫，甚至出现斑点，舌色暗淡。

3. 抵抗力差的人易感冒，感冒后不易康复；同时伴有劳累，遇到寒冷天气症状会加重。

● 可能存在的健康问题

上焦气血阻滞造成的心悸、胸闷、胸痛等问题。

● 治疗原则

左寸一般反应心、膻中等上焦的问题，结合涩脉气血流通不畅的特点，治疗原则以补心安神、理气活血为主，但生活中疾病病因不同，还要配合辨证调养。同时，还要关注患者情绪、心理变化，保持平和心态。

右寸涩

● 典型表现

1. 由于感受外来寒邪导致的风寒感冒，咳嗽、鼻塞、咽喉发痒、白痰；

2. 喜热恶寒，体弱的人会有发热的表现，但是很少有汗。

3. 发热时全身肌肉酸痛，头胀痛，揉太阳穴有所缓解。

● 可能存在的健康问题

外邪犯肺或痰湿在肺导致的寒喘、气短、咳嗽等。

● 治疗原则

右寸涩一般与寒痰阻肺、少气咳喘有关。针对寒、痰的治疗原则一般考虑祛风散寒、止咳化痰。肺部的疾病大多与风寒感冒有关，生病期间不建议大量的室外活动，宜居家调养，适当开窗通风。

左关涩

● 典型表现

1. 气郁型的人会出现一直精神状态不好，抑郁，压力大，脾气差。

2. 气虚型的人会出现浑身乏力，休息不好，对任何事情都提不起兴趣。

3. 肌肉和关节经常酸痛。

4. 食欲差，不想吃东西，甚至不觉得饿。

● 可能存在的健康问题

左关涩一般反映肝血问题，有血瘀和不足两种可能。

●治疗原则

肝藏血,左关涩以血液流通不畅为主要原因。所以,在治疗原则上,要以疏肝理气、活血化瘀为主。

右关涩

●典型表现

1. 大便不成形,长期便溏,容易腹泻。

2. 食欲差,偶尔腹胀,晚上胀气,排便不顺畅,但不影响生活。

3. 体弱乏力,抬重物会觉得很累,偶尔出现手抖。

●可能存在的健康问题

右关与脾有关,脾虚会影响食物的运化。消化不良、食欲差、积食、小儿挑食都会出现涩脉。

●治疗原则

脾主运化,运化出了问题常有气虚、血虚、痰湿的症状。所以,在治疗原则上,应该健脾祛湿,少吃辛辣刺激的食物。

双尺涩

●典型表现

1. 腰膝酸软无力、困倦,甚至出现精神恍惚、注意力下降的情况。

2. 男子阳痿、早泄或不育。

3. 女子经量减少、不育,甚至绝经。

4. 小腹发冷、疼痛,热敷可缓解。

5. 下巴容易长痘。

6. 耳鸣、耳聋、眼花、脱发。

● 可能存在的健康问题

身体虚弱、早衰等。

● 治疗原则

双尺涩对应肾虚，一般老年人会出现这种情况。不过，年轻人劳累过度、熬夜、房事不节等也会有这种情况出现。治疗原则上要补肾安神，注意休息，加强运动。

依症开方

如果患者经常感到胸胁部位闷胀，或是体内某个部位出现疼痛，或是妇女经血中带有血块，很有可能是因为气血停滞于体内，导致气滞血瘀而出现涩脉。如果治疗不当，病情可发展加重而转变为肿瘤痞块、心脑血管病、躁狂、闭经等。

【治疗方剂】红花3克，甘草5克，鸡血藤20克，丹参15克，柴胡5克，当归10克，桔梗5克，熟地黄15克，赤芍5克，枳实2克，怀牛膝15克。

如果感到口干舌燥，可以加清热燥湿的药：北沙参15克，黄芩5克；如果经常咳痰，可以加温肺豁痰利气的药：白芥子10克，莱菔子10克。

结脉（阴）

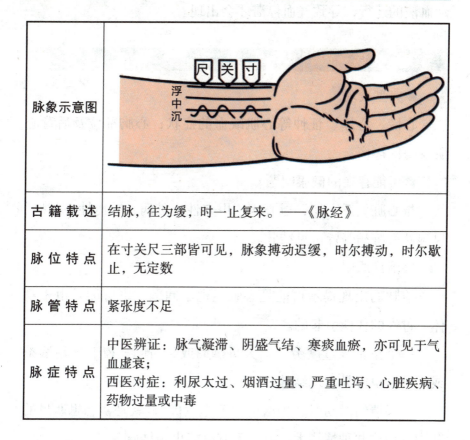

脉象示意图	
古籍载述	结脉，往为缓，时一止复来。——《脉经》
脉位特点	在寸关尺三部皆可见，脉象搏动迟缓，时尔搏动，时尔歇止，无定数
脉管特点	紧张度不足
脉症特点	中医辨证：脉气凝滞、阴盛气结、寒痰血瘀，亦可见于气血虚衰； 西医对症：利尿太过、烟酒过量、严重吐泻、心脏疾病、药物过量或中毒

　　结脉属于病情比较严重的脉象之一，当人体遭受寒气侵袭时会出现紧脉；当人体内阴寒内盛比较严重时，会出现牢脉。

　　牢脉是在人体内气血比较充足时所出现的脉象；在人体气弱血虚同时兼有阴寒内盛的症状时，才会出现结脉的脉象。

换句话说，当人体出现阴寒内盛的情况时，在不同体质的患者身上可能会表现出牢脉与结脉两种脉象。牢脉是因为阴寒邪气停滞于脏腑的深处；而结脉是由于阴寒邪气造成体内的气血运行艰难，特别是阳气的运行受到阴气的阻滞，不能正常推动血液的运行，导致气血停滞才会出现。

寸关尺候病

● **典型表现**

心慌、心悸、怔忡等心肌缺血的症状；心胸部位及后背心脏反映区疼痛。

● **可能存在的健康问题**

与心脏关系密切，冠心病、甲亢性心脏病、缺血性心脏病、风湿性心脏病等皆可见结脉。

● **治疗原则**

结脉的出现提示可能是心脏出现了问题，也可能是由于身体一过性的代偿引起的。

一个正常人过度劳累、大量酗酒或长时间熬夜、饮用浓茶或咖啡时也容易出现结脉。

当人情绪激动时，中医讲"五志过极"，就是喜怒思悲恐的其中一种或几种情绪太过时，也有可能出现结脉。

这些问题如果不是长时间持续的话，就可以在经过休息后，脉象恢复正常。

而由于心气不足引起的各种心脏病则要通过解除和降低心脏负压及提升心脏阳气来治疗。

由于阴寒偏盛导致脉气凝涩不通、气血运行缓慢而出现的脉律降低，气结、痰凝、血瘀等积滞不去，导致的心阳被抑、心气失于宣畅，治疗应以温阳散寒为主，再根据引起郁滞的不同原因，针对性地采用疏肝解郁、行气散结、活血化瘀、祛痰散结等疗法。

依症开方

结脉可能由情志内伤、饮食不当、外感风寒、气血不足、痰湿内阻等病因导致，应以通阳散结，行气止痛，活血化瘀为治疗原则。

【治疗方剂】生黄芪15克，甘草5克，党参15克，桂枝10克，人参10克，炙甘草10克，川芎10克，丹参20克，生龙骨15克，生牡蛎15克，灵石15克，淮小麦40克。

若患者感到胸闷、心前区痛，可加宽胸散结的药，瓜蒌壳20克，郁金10克，橘络10克；若失眠、夜梦，可加宁心安神的药，酸枣仁10克，柏子仁10克；若感到心悸，可加祛风通络的药，桑枝20克，秦艽10克，姜黄10克，桑寄生20克；若感到心悸胸闷，可加清热养阴的药，苦参15克，丹参20克，北沙参30克。

数脉（阳）

脉象示意图	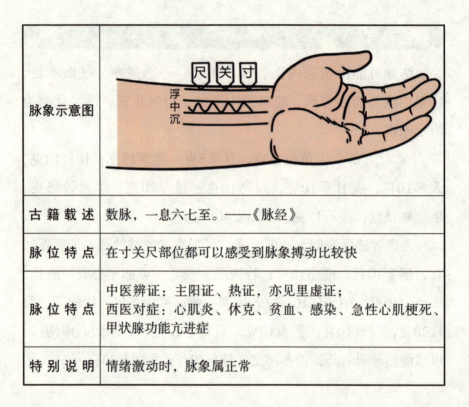
古籍载述	数脉，一息六七至。——《脉经》
脉位特点	在寸关尺部位都可以感受到脉象搏动比较快
脉位特点	中医辨证：主阳证、热证，亦见里虚证； 西医对症：心肌炎、休克、贫血、感染、急性心肌梗死、甲状腺功能亢进症
特别说明	情绪激动时，脉象属正常

中医对数脉的判定，是通过数清楚脉搏跳动的次数。一般将脉搏每分钟跳动90～130次归为数脉。当人体内的邪热十分炽盛时，邪热就会迫使脉管中的血液急速地运行，这种情况就好比炉灶里的柴火产生的热量会促使水锅里面的水沸腾一样。因此，数脉表示人体内必有邪热的停滞。

在临床上，产生数脉的原因可以分成两种情况，第一种情况是属于实证的数脉，也就是说，患者的气血必须相当充足，体内的邪热迫使这些充足的气血运行时，才会出现属于实证的数脉。

如果患者体内气血亏虚不足，特别是阴液亏虚不足，由于阴虚日久会产生虚热，当虚热形成之后，又会反过来逼迫原本已经亏虚不足的气血急速地运行，这种情况下也会形成数脉。

寸关尺候病

左寸数而有力——心实热

●典型表现

1．口舌生疮、舌尖发红，面色潮红，声音有力。

2．全身发热不怕凉。

3．情志郁结烦闷。

●可能存在的健康问题

口腔溃疡、口疮等。

●治疗原则

以清热泻火为主。平时应保持心情舒畅，不要心情郁闷，否则会导致心肝气郁不畅。

右寸浮数而有力——风热犯肺

●典型表现

1．咳嗽，声音较大，一般有黄色黏痰且不易咳出。

2．伴有咽喉发干、喉咙痛、头晕、头痛、舌头发红等症状。

● 可能存在的健康问题

感冒发热、阴虚火旺等。

● 治疗原则

因外感风热导致的咳嗽，治疗一般以清热解毒、止咳化痰为主；久病阴虚患者的热咳为虚热，脉无力，以养阴清虚热为主。

左关数——肝热郁结

● 典型表现

1. 易怒，双目易红肿、干痒，晨起眼眵（眼周分泌物）增多。

2. 口中酸、苦，晨起较重，且会有口臭，甚至可能出现呕血的症状。

3. 容易失眠、入睡困难、多梦，入睡后易感到烦躁。

● 可能存在的健康问题

酒精性肝炎、肝硬化、脂肪肝等。

● 治疗原则

导致肝热郁结的原因主要有三种：肝经积热、肝气郁结化火和阴虚发热。对于肝经积热的患者，治疗应以清肝泻火为主；肝气郁结化火的患者，应疏肝理气加适度的清散肝火；阴虚发热的患者，要注意清虚热、补血养阴。

引起肝气郁结的很大原因是爱生闷气和情志不舒，日常生活中应尽量保持心情舒畅；其次，要少喝酒，尤其是白酒。因"酒为粮食精"，易生湿热，且肝为主要代谢器官，二者同气相求，不利于平复肝热。

右关数——胃火盛

● 典型表现

1．食欲很好，食量较大，但易饿，体重一般正常或偏瘦。

2．经常口唇干，喜饮冷水。

3．便黄，甚至排尿时有热感。

● 可能存在的健康问题

胃炎、甲状腺功能亢进等。

● 治疗原则

食量大且易饿的症状在中医称为"消谷善饥"，主要是因胃热引起的食物被较快腐熟、排空时间变短所致。养护和治疗的关键是清胃火，若出现大便溏稀的情况，说明胃强脾弱，则不能一味地用苦寒的药物去清胃火，还要注意健脾。

双尺数而无力——肾虚热

● 典型表现

1．腰膝酸软，腰背僵硬、紧张。

2．小便黄且有热感，面色暗、发黑，牙垢变多。

3．上两种表现出现时间过长，则容易出现牙齿松软、耳鸣耳聋等症状。

● 可能存在的健康问题

慢性肾炎、糖尿病肾病、肿瘤晚期等各种消耗性疾病。

● 治疗原则

肾较少出现实热证，出现的也大多是年轻人或孩子，通常不必刻意调理养护，只需加强体育锻炼，将多余的精力消耗掉即可。肾虚热的调养原则主要是滋阴养肾。

依症开方

如果患者经常出现眼睛涩痛，口干咽燥，心烦易怒，颧骨部位潮红等症状，很有可能是因为阴液亏虚，导致虚热内生而出现数脉。如果治疗不当，病情可发展加重而转变为神经衰弱、不寐、性功能障碍、甲状腺功能亢进、糖尿病等。

【治疗方剂】牡丹皮5克，地黄15克，知母10克，山茱萸5克，黄柏3克，茯苓15克，山药15克，泽泻10克。

如果唇舌内有溃疡，可以加泻火解毒的药：黄芩5克，黄连5克；如果身体潮热严重，可以加凉血除蒸的药：地骨皮15克，青蒿10克；如果眼睛干涩且疼痛，可以加清热明目的药：夏枯草10克，天麻10克。

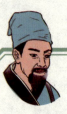

药王有话说

数脉和迟脉是相对的两种脉象，把两种脉象放在一起学习会比较方便掌握。数脉脉速较快，迟脉脉速较慢；数脉多主热证，迟脉多主寒证。数脉，大多与热证相关，有力为实热，无力为虚热。当人体体温升高时，脉搏次数也会相应增加。外感热证初起，脏腑热盛，血行加速，脉快而有力为实热。阴虚火旺者，津血不足，内生虚热，脉数但无力为虚热，脉象一般表现为细数。

促脉（阳）

脉象示意图	
古籍载述	促脉，来去数，时一止复来。——《脉经》
脉位特点	在寸关尺部位都可以感受到脉象搏动比较快，数而时止，止无定数
脉管特点	紧张度和充盈度均不足
脉症特点	中医辨证：主阳盛实热、气血痰饮、宿食停滞、阴不济阳；西医对症：肺源性心脏病、心律失常、心肌病变、冠心病等。

在临床上，导致促脉的原因通常是体内有邪热停滞，或是痰饮停滞，或是宿食停滞，这些病理物质原本都有各自所归类的脉象。比如，邪热停滞会引起数脉，痰饮停滞会引起滑脉，宿食停滞会引起弦脉或滑脉。古人之所以将促脉的病因归类为

邪热、痰饮与宿食，主要是因为这些病理物质在体内停滞过久之后，会引起更为炽盛的邪热，最终就会引起促脉。

换句话说，假设某个痰饮停滞的患者，最初可能出现的是滑脉；某个宿食停滞的患者，最初可能出现的是弦脉；但如果痰饮与宿食停滞的现象逐渐恶化，这些痰饮与宿食又会因为阻滞体内的气血而引起炽盛的邪热，当炽盛的邪热形成之后，就会导致脉象从滑脉或弦脉转变为促脉。由此可知，促脉是指向病情比较复杂而严重的病证。

寸关尺候病

- 典型表现

心动过速、心慌、胸闷、胸中疼等。

- 可能存在的健康问题

引起促脉的原因，最主要的是热盛伤阴。热盛时，人体气血加速运行，脉搏跳动也会加快，时间长了以后，就会损伤心气，耗损心阴，导致脉气衔接不流畅，偶尔出现不规则的停跳，多见于躁狂症以及各种肿瘤等。

- 治疗原则

对于实热伤阴出现的促脉，治疗当以祛毒散热、滋阴补肾为主，要针对不同的病因处以不同的治疗方案。由于气滞导致的应行气解郁，由于血瘀导致的应活血消瘀，由于痰饮导致的应化痰消饮，由于食积导致的应消食化积。

依症开方

如果感到胸闷心悸,心跳停歇次数增多,且有肢体困倦、纳谷不香,夜寐不安等不适,属湿热积聚中焦,郁久化热,上扰于心,而致心悸、胸闷、脉促诸症。

【治疗方剂】黄连12克,黄芩12克,半夏12克,竹茹12克,陈皮12克,茯苓15克,藿香5克,菖蒲5克,白豆蔻仁3克。

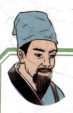

药王有话说

促脉和结脉的共同特点是不规则歇止且歇止时间较短。促脉的脉搏跳动频率较快,总体来看,促脉就像数脉中夹杂着不规则歇止且歇止时间很短。

动脉（阳）

脉象示意图	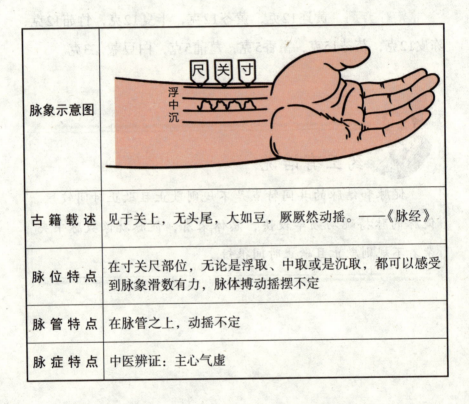
古籍载述	见于关上，无头尾，大如豆，厥厥然动摇。——《脉经》
脉位特点	在寸关尺部位，无论是浮取、中取或是沉取，都可以感受到脉象滑数有力，脉体搏动摇摆不定
脉管特点	在脉管之上，动摇不定
脉症特点	中医辨证：主心气虚

古人将引起动脉的病因归类为痛证。引起痛证的原因有很多，比如气滞血瘀，寒邪停滞，邪热停滞，宿食停滞，只要是会造成气血瘀阻不通的因素，都有可能引起痛证，痛证形成之后，又导致阴阳失调而出现动脉。

除此之外，当人体遭受刺激而出现惊慌时，很容易导致气血紊乱，造成气血的运行升降失调，进而失去正常的规律，比如原本应当向上流动的气血反而向下，原本应当输送往心脏的气血反而逆流到脾胃，由于血脉中的气血失去制约相互冲击，气血在脉管中相互搏斗，就会出现脉管随着气血窜动而摇摆不定的动脉，从而反映到脉象上来。

寸关尺候病

● 典型表现

1. 心慌心悸、胸闷气短。
2. 汗出较多，体虚神疲，乏力。

● 可能存在的健康问题

心肌炎、风湿性心脏病等各种心脏病。

● 治疗原则

一般出现动脉时，多提示为较严重的心脏病，建议尽快就医，切莫错过最佳救治时间。

依症开方

如果患者表现为烦躁不安或是经常感到胸口扑通扑通地跳，严重的还会引起失眠等症状，很有可能是因为长期阴阳失调而出现动脉。如果治疗不当，病情可发展加重而转变为神经官能症、精神分裂症等疾病。

【治疗方剂】半夏10克，茯苓15克，丹参15克，桂枝3克，郁金5克，天麻10克，怀牛膝15克，黄芩5克。

如果感到面赤口渴，可以加清热泻火的药：黄连5克，山栀子5克；如果感到胸腹闷胀，可以加化湿健脾的药：苍术10克，厚朴5克。

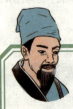

药王有话说

动脉是一种非常特殊的脉形。首先，动脉的脉速比较快，与数脉差不多；其次，在关上部位（关部靠近手背凸起大骨头的部位）会感觉到黄豆大小的一个区域，诊脉时有动摇的感觉。

古代医疗条件差，医者认为出现动脉的人，一般只剩下半年左右的寿命。现代科学研究认为，动脉主要表现的是窦性心律异常，常见于心肌炎、各类心脏病等。

一般出现动脉时，表明心脏病已经比较严重了，最好及时就医治疗，用中药调养只能起到辅助作用。

弱脉（阴）

脉象示意图	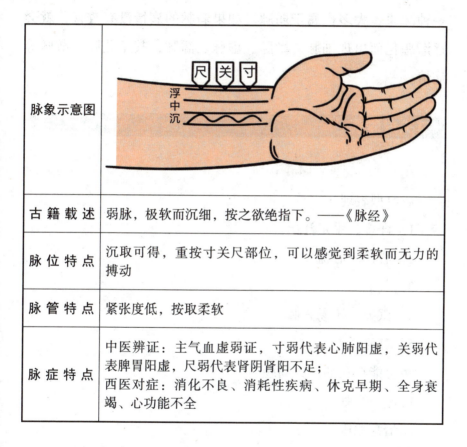
古籍载述	弱脉，极软而沉细，按之欲绝指下。——《脉经》
脉位特点	沉取可得，重按寸关尺部位，可以感觉到柔软而无力的搏动
脉管特点	紧张度低，按取柔软
脉症特点	中医辨证：主气血虚弱证，寸弱代表心肺阳虚，关弱代表脾胃阳虚，尺弱代表肾阴肾阳不足； 西医对症：消化不良、消耗性疾病、休克早期、全身衰竭、心功能不全

正常人的脉象，应当具有平和柔软、不浮不沉的特性。当人体遭受病理物质的攻击时，通常会出现两种情况。第一种情况是，如果人体的气血充足而受到病理物质的攻击，就

会出现实脉类的脉象；第二种情况是，如果人体的气血亏虚不足而受到病理物质的攻击，就会出现虚脉类的脉象。

弱脉是虚脉类当中最为常见的一种脉象。当血液亏虚不能充分鼓动脉管，加之阳气亏虚不能正常推动血液的运行，就会出现沉而细软的弱脉。健康人患病后导致气血虚弱所形成的第一种脉象，大多也属于弱脉。如果弱脉的病情没有改善，就会逐渐恶化而出现细脉、微脉、虚脉、濡脉，甚至芤脉、散脉等病情。

寸关尺候病

左寸弱——心气心阳虚

● 典型表现

1. 汗多，手足汗出。
2. 心悸，心慌。
3. 气短。
4. 眠差，不易入睡。
5. 甚则昏厥。

● 可能存在的健康问题

心慌，失眠。

● 治疗原则

治疗心气心阳虚的情况，可以用补养心气心阳的原则，比如用桂枝、甘草等辛甘化阳之品。

右寸弱——肺气虚

● 典型表现

1. 感觉气不够用，气短气喘。
2. 乏力，易感到劳累。
3. 易感冒。
4. 皮肤容易干燥、皲裂。

● 可能存在的健康问题

感冒，干燥综合征。

● 治疗原则

可以用党参、白术等补肺气的药物，同时注意宣降气机，不能盲目补养，最好增加体育锻炼，加强心肺功能。

左关弱——肝气血虚

● 典型表现

1. 眼干涩，视物模糊不清。
2. 头发干燥打结。
3. 脸色苍白，指甲灰白。
4. 四肢乏力，肌肉松软。

● 可能存在的健康问题

视力下降，贫血。

● 治疗原则

肝藏血，故应滋阴养血，使气机流通，输布顺畅，阴血得养，诸症可以缓解。

右关弱——脾胃气虚

●典型表现

1. 易腹泻。
2. 睡眠差。
3. 力量小,易疲劳。

●可能存在的健康问题

慢性胃肠病。

●治疗原则

补养健运脾胃,增加脾胃动力,使食物得以消化。

双尺弱——肾阳虚

●典型表现

1. 手脚冰凉,冬天尤为明显,小腹冷痛。
2. 腰酸,背部怕冷严重。
3. 男性可能出现阳痿。
4. 女性可能出现不孕。

●可能存在的健康问题

流产。

●治疗原则

治疗肾阳虚的情况,应当用温补肾阳的方法,可用鹿角霜等温阳之品。

依症开方

平人弱脉可见,气虚、阳虚、血虚、精气不足、气血亏虚、风热表虚等也可见弱脉。概括起来，阳气不足、气血亏虚等均可导致弱脉。

【治疗方剂】黄芪15克，桂枝10克，白芍10克，生姜15克，大枣10克。

如果是瘀血阻滞，可加活血的药物：桃仁1克，红花1克，川芎1克；如果是阳虚水泛，可合真武汤；如果是肝血不足，可合酸枣仁汤；如果是阳虚寒凝，血脉滞涩，可合当归四逆汤；如果是阳气不足，则要多吃振奋阳气、补充气血的食物：大枣5克，当归5克，桂圆5克。

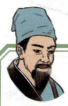

药王有话说

中医认为骨质疏松主要是由于先天禀赋不足、后天营养失调、年老体力衰退或用药不当引起。骨质疏松属于虚证，不论是肾精不足或是脾肾气虚导致的骨质疏松，均可以用补益气血的药物来治疗。

虚脉（阴）

脉象示意图	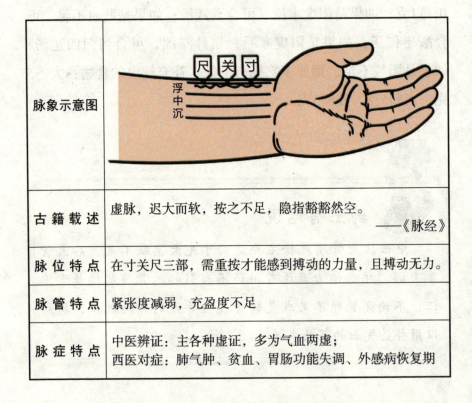
古籍载述	虚脉，迟大而软，按之不足，隐指豁豁然空。 ——《脉经》
脉位特点	在寸关尺三部，需重按才能感到搏动的力量，且搏动无力。
脉管特点	紧张度减弱，充盈度不足
脉症特点	中医辨证：主各种虚证，多为气血两虚； 西医对症：肺气肿、贫血、胃肠功能失调、外感病恢复期

对于健康人而言，正常脉象应当是平脉，如果人体罹患疾病而损伤气血时，最早出现的应当是弱脉。弱脉主气血亏虚，脉象沉而柔细；如果弱脉的病情没有得到改善，弱脉就会逐渐转变为细脉或短脉；如果细脉或短脉的病情再没有改善，就会发展为微脉或虚脉；如果微脉或虚脉的病情再没有改善，就会

发展为更为严重的濡脉、芤脉或散脉。

由此可知，当人体出现虚脉时，表示气血受损比较严重，病情已经发展至中等的气弱血虚，会引起微脉与虚脉；严重的气弱血虚则会引起濡脉、芤脉或散脉。

寸关尺候病

左寸虚——心气血两虚

●典型表现

1. 易疲劳，没有精神。
2. 有出血史及血液相关问题。
3. 睡眠浅，健忘，易受惊。
4. 面色苍白，唇色淡。

●可能存在的健康问题

贫血、失眠、气短、心慌。

●治疗原则

心虚者，多以补血安神为原则，只要解决了血虚的问题，其他问题自然得到缓解。

右寸虚——肺气虚

●典型表现

1. 咳嗽声低，乏力，咳嗽时间长会引起哮喘。
2. 怕风，动则汗出。
3. 平时较别人易感冒。

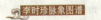

● 可能存在的健康问题

慢性支气管炎（老慢支）、慢性支气管扩张（支扩）、肺气肿、肺心病等。

● 治疗原则

肺气虚者，治疗以补气、提高抵抗力为原则。

左关虚——肝血虚

● 典型表现

1. 面色发白，头发和指甲无光泽。

2. 无精打采，可能有头晕目眩、肌肉不自主打战。

3. 肢体关节僵硬麻木，活动不利。

4. 女性月经量少，甚至停经。

● 可能存在的健康问题

失血、贫血、脂肪肝、肝硬化等。

● 治疗原则

根据不同的致病因素选择相应的治疗方法：

1. 由于失血引起的肝血虚，以补血养肝为主。

2. 由于肝脏本身的问题，如脂肪肝、肝硬化等，以清肝养血为主。

3. 由于脾胃虚导致的气血生化乏源，在补养肝血的同时，要注意滋补脾胃。

右关虚——脾胃虚

● 典型表现

1. 饭后腹胀、食物消化不良、大便中有未消化的食物。

2. 大便稀、不成形。

● 可能存在的健康问题

慢性肠胃炎、消化性溃疡等消化系统疾病。

● 治疗原则

以益气健脾、温中和胃为主，多吃稀软、易消化的食物，少吃生冷、辛辣等刺激性食物。

双尺虚——肾虚

● 典型表现

1. 腰膝酸软，腿肿乏力。
2. 手足凉，易发热出汗。
3. 少白头，说梦话，磨牙。
4. 男子遗精或阳痿，女子过早闭经或经期量少。

● 可能存在的健康问题

慢性肾炎、糖尿病肾病等。

● 治疗原则

由于肾为先天之本，本有阴阳两气，所以既有肾阴虚也有肾阳虚。肾阳虚的治疗原则主要是补肾阳以化湿利水，肾阴虚的治疗原则主要是补精填髓，滋补为主。

依症开方

气弱血虚的主要症状表现为头晕目眩、面色淡白或萎黄、嘴唇淡、神疲乏力、心悸、失眠、肢体麻木等。气弱血虚通常是因为脾胃虚弱或营养缺乏，脾胃不能正常生成气血，最终导致久病不愈、耗伤气血等。如果治疗不当，病情可发展加重而转变为造血功能障碍、免疫功能低下、内分泌功能紊乱、神经衰弱等疾病。

【治疗方剂】甘草5克，人参10克，白芍10克，白术15克，茯苓15克，川芎3克，当归5克，熟地黄15克。

如果有食欲不振的情况，可以加化湿开胃的药：砂仁8克，山楂15克；如果是易感冒体质，可以加祛风解表的药：防风8克，桂枝3克；如果经常便秘，可以加行气导滞的药：厚朴5克，枳实3克，大黄5克。

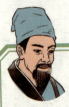

药王有话说

气弱血虚引起的脉象有很多种类型，如弱脉、微脉、细脉、沉脉等，都可以表示患者属于气弱血虚的体质。因为人体内的气血虚弱时，脉管中的气血无法正常鼓动血脉，自然会出现脉来无力的现象。

细脉（阴）

脉象示意图	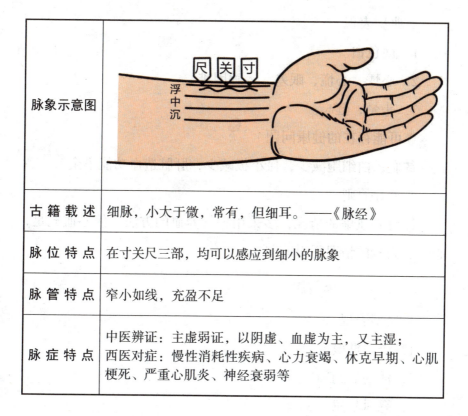
古籍载述	细脉，小大于微，常有，但细耳。——《脉经》
脉位特点	在寸关尺三部，均可以感应到细小的脉象
脉管特点	窄小如线，充盈不足
脉症特点	中医辨证：主虚弱证，以阴虚、血虚为主，又主湿； 西医对症：慢性消耗性疾病、心力衰竭、休克早期、心肌梗死、严重心肌炎、神经衰弱等

细脉主要代表虚弱证，且以血液亏虚为主。

当人体出现气血亏虚的情况时，尤其是血液亏虚不足时，脉管中的血量较少，无法充盈整个脉管，所以摸上去感觉如细线一般，且柔弱无力。

除此以外，细脉还可以因实邪阻滞，如湿、痰、瘀阻滞气机，血行不畅而呈现出来。于是，脉体就形成了细小而无力的细脉。

寸关尺候病

左寸细——心血虚

● 典型表现

1. 面色白。

2. 心悸，心慌，眠差，入睡困难。

3. 头晕，健忘。

● 可能存在的健康问题

贫血，白细胞减少，血小板减少，肝脏造血功能不全。

● 治疗原则

针对心血虚的情况，多采用补气养血的方法，使心血充足，心悸、头晕的情况得以改善。

右寸细——肺气虚

● 典型表现

1. 语声低微。

2. 活动后胸闷气短。

3. 恶风易感。

● 可能存在的健康问题

哮喘，咳嗽，感冒。

● 治疗原则

针对肺气虚的情况，在补气的同时要注意宣降气机。肺气虚的同时常伴有肾阳虚，肾阳不足则可能出现气短不纳的情况。

左关细——肝血虚

● 典型表现

1．面色苍白，指甲淡无血色。
2．双侧耳鸣、耳聋。
3．夜间心烦，汗出过多。
4．女性月经量少。

● 可能存在的健康问题

贫血，闭经。

● 治疗原则

针对肝血虚的情况，在补养肝血的同时要注意滋阴。针对血虚的不同程度，可选择相应的药物，如女贞子、墨旱莲，程度更重则可以用当归、何首乌等。

右关细——脾胃气血虚

● 典型表现

1．纳少，易产生饱胀感。
2．食油腻、辛辣腹痛。
3．乏力，乏神。
4．排便不畅。

● 可能存在的健康问题

腹胀，腹痛。

● 治疗原则

针对右关细的情况,治疗多采用健脾养胃的方法,要少食辛辣、油腻,注意养护脾胃的阳气。

双尺细——肾气阴虚

● 典型表现

1. 腰膝酸软。
2. 四肢厥冷,双腿乏力。
3. 男性可能出现遗精的情况。
4. 女性可能出现月经量减少,甚则闭经。

● 可能存在的健康问题

痛经、闭经,遗精。

● 治疗原则

填补肾精为治疗尺细的原则,补养肾精可以辅以黑色的食物,如海参、黑芝麻等。

依症开方

如果患者面色淡白或萎黄,嘴唇与爪甲颜色淡白,月经量少,或经常感到头晕眼花、手足麻木,大多属于血虚的情况,而血虚的患者会出现细脉。如果治疗不当,病情可发展加重而转变为头晕、头痛、心悸、失眠、月经失调等疾病。

【治疗方剂】白芍5克,甘草5克,熟地黄15克,黄芪15克,当归10克,大枣15克,川芎3克,龙眼肉15克。

如果患者气血两虚,可以加补气药:人参10克,白术15克;

如果感到手足麻木，可以加活血化瘀的药：鸡血藤20克，桂枝3克；如果心悸严重，可以加宁心的药：五味子10克，麦门冬10克。

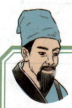

药王有话说

脾胃虚弱通常会导致气虚或血虚，或是气血俱虚三种情况：

1. 气虚的脉象包括短脉、沉脉、濡脉、微脉。

2. 血虚的脉象包括细脉、芤脉、革脉。

3. 气血俱虚的脉象则范围更广，包括短脉、沉脉、濡脉、微脉、细脉、芤脉、革脉。

因此，在治疗贫血患者时，首先必须从问诊中得知患者所出现的症状，同时确定患者是否出现以上这些虚脉类的脉象，然后就可以判断患者是否属于脉症相符的病证，之后才能放心使用补益气血的药物来治疗。

微脉（阴）

脉象示意图	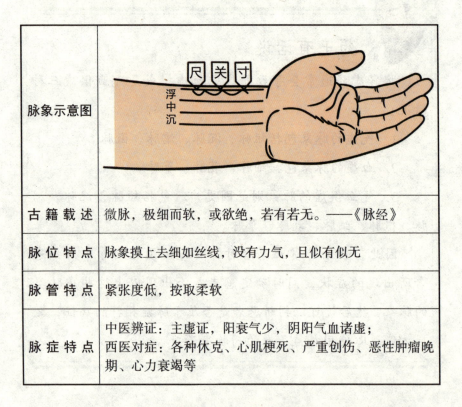
古籍载述	微脉，极细而软，或欲绝，若有若无。——《脉经》
脉位特点	脉象摸上去细如丝线，没有力气，且似有似无
脉管特点	紧张度低，按取柔软
脉症特点	中医辨证：主虚证，阳衰气少，阴阳气血诸虚； 西医对症：各种休克、心肌梗死、严重创伤、恶性肿瘤晚期、心力衰竭等

  微脉一般出现在气血阴阳俱虚的情况：一为久病重病，人体不断与病邪搏斗，消耗正气而致；二为急症，发病迅猛，多脏腑迅速衰竭。

  当人体内的气血同时亏虚不足，脉管中的气血就显得特别虚弱不足，不仅阳气不能正常推动血液的运行，血液也不能充分鼓动脉管，当阳气无力推动血液运行时就出现"若无"的现象；当阳气恢复至足以推动血液运行时就出现"若有"的脉象。由于血液不能充分鼓动脉管，于是就出现"欲绝非绝"的模糊不清的脉象。

寸关尺候病

左脉微细——重病久病

● 典型表现

1. 面色苍白。
2. 全身乏力。
3. 精神萎靡。

● 可能存在的健康问题

贫血，肿瘤。

● 治疗原则

针对人体不同功能受损的情况，采取维持正常生命体征的措施，在气机通畅的基础上补养气血。

左右脉微弱、细——危急症

● 典型表现

1. 眼睛乏神，面色惨白。
2. 四肢无力。
3. 精神不振。

● 可能存在的健康问题

失血，心衰，肾衰。

● 治疗原则

加入桂枝、甘草等扶助心阳的中药，快速抢救。

代脉（阴）

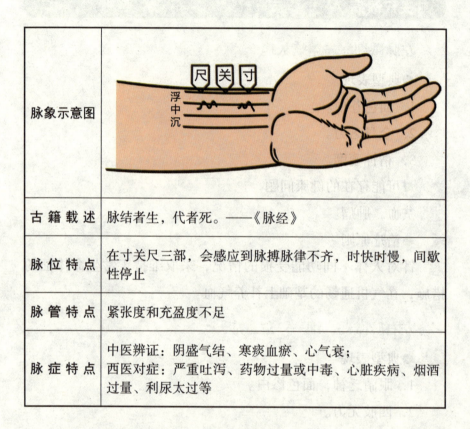

古籍载述	脉结者生，代者死。——《脉经》
脉位特点	在寸关尺三部，会感应到脉搏脉律不齐，时快时慢，间歇性停止
脉管特点	紧张度和充盈度不足
脉症特点	中医辨证：阴盛气结、寒痰血瘀、心气衰； 西医对症：严重吐泻、药物过量或中毒、心脏疾病、烟酒过量、利尿太过等

任何病理因素引起的疾病，都会逐渐损伤气血，若久病不愈，气血严重受损，人体内脏腑的精气就会受到损伤。一般来说，凡是病情已经发展至脏气衰微的程度，患者体内的气血也必然衰竭。因此，代脉大多表现为迟缓的脉象。但若脏腑的精

气严重衰竭,患者体内的气血即将绝离,生死只在一线之间,也会出现脉象搏动特别急促的代脉。

由于脏腑的精气无力,等到脏腑的精气恢复才能继续推动血液的正常运行,但因为脏腑的精气已经严重衰竭,因此脉象恢复的时间比较长,所以才会出现每次歇止时间较长的脉象。

寸关尺候病

● 典型表现

人即将死亡时心脏功能极度衰弱,跌打损伤等剧烈疼痛也会出现一过性代脉,强烈的惊吓引发的恐惧甚至会导致人的死亡,这些情况都有可能出现代脉。

● 可能存在的健康问题

心阳不足、心气极度衰微的心肌梗死,肿瘤晚期患者的全身剧痛等。

● 治疗原则

对于临床症状或体征在短时间内出现一过性代脉的情况,应以培补心阳、安心养神为治疗原则。而心气极度衰微、人之将死时,应妥善安排好后续及安抚心绪。

依症开方

如果患者长期精神萎靡不振,嗜睡,表现为面色苍白、食欲不振、精神恍惚等一系列虚弱的症状,很有可能会因为脏气衰而出现代脉。

如果治疗不当,病情可发展加重而转变为昏迷、肾功能衰竭等疾病。

【治疗方剂】麦门冬10克，山茱萸10克，炙甘草10克，桂枝3克，茯苓15克，五味子5克，大枣15克，丹参15克，人参15克。

如果身体畏寒，可以加温里的药：附子5克，干姜10克；如果感到口干舌燥，可以加清热燥湿的药：北沙参15克，黄芩5克。

短脉（阴）

脉象示意图	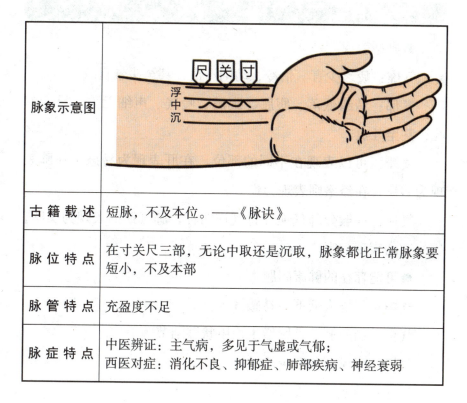
古籍载述	短脉，不及本位。——《脉诀》
脉位特点	在寸关尺三部，无论中取还是沉取，脉象都比正常脉象要短小，不及本部
脉管特点	充盈度不足
脉症特点	中医辨证：主气病，多见于气虚或气郁； 西医对症：消化不良、抑郁症、肺部疾病、神经衰弱

人体内的阳气偏盛时，会影响到脉形的长短，从而形成长脉；相反，人体内的阳气发生病变时，则会形成短脉。所以，当人体内的阳气亏虚时，阳气无力推动血液的运行，脉管中的血液得不到有效的流动，就形成了短而无力的短脉，这种情况属于虚证引起的短脉。

除此之外，如果体内的阳气郁滞不通，或是血液瘀阻不通，或是痰饮、食积导致脉管中的脉气无力推动血液正常运行，就会出现短而有力的短脉，这种情况属于脉气压抑引起的实证短脉。

寸关尺候病

● 典型表现

气虚：疲乏少言、怕冷、动则汗出，甚至头晕目眩。

气郁：情绪低落、腹胀、腹满、嗳气、声细无力，重者呕吐，甚至吐血。

气滞：可以表现在不同的部位，在肝表现为易怒，在肺表现为多痰，在经络则表现为疼痛。

气逆：一般分肺气逆和胃气逆两种，肺气逆的表现为实咳，胃气逆的表现为呃逆。

● 可能存在的健康问题

气虚：抵抗力低下、易感冒等。

气郁：脂肪肝，乳腺增生、甲状腺结节等。

气滞：痛风、关节炎等。

气逆：咳嗽、胃炎等。

● 治疗原则

根据不同致病因素选择相应的治疗方法：

气虚：补气调护。

气郁：疏肝理气。

气滞：活血行气和温阳补气。

气逆：以降气泻火为主。

依症开方

如果患者经常神疲乏力，少气懒言，语音低弱，脘腹胀闷，大多属于气虚的症状表现，而气虚的患者会出现短脉。如果治疗不当，病情可发展加重而转变为食欲不振、脘腹胀闷、呼吸短促、内脏下垂等疾病。

【治疗方剂】白芍5克，大枣15克，甘草5克，桔梗5克，升麻5克，白术15克，茯苓15克，黄芪15克。

如果存在气血两虚，可以加补血的药：当归10克，熟地黄15克；如果脘腹胀闷严重，可以加理气的药：厚朴5克，枳实5克；如果感到体力衰退严重，可以加补气的药：人参15克，西洋参10克。

实脉(阳)

脉象示意图	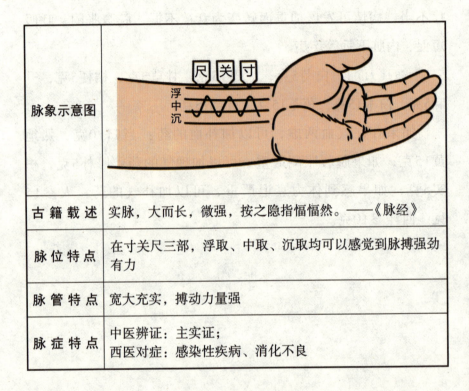
古籍载述	实脉,大而长,微强,按之隐指幅幅然。——《脉经》
脉位特点	在寸关尺三部,浮取、中取、沉取均可以感觉到脉搏强劲有力
脉管特点	宽大充实,搏动力量强
脉症特点	中医辨证:主实证; 西医对症:感染性疾病、消化不良

实脉被称为"六阳脉",是正气充足、气充血旺的表现。如果人体内有病理物质形成,如邪热、痰饮、宿食等,体内的正气必定会与这些病理物质相对抗。在对抗的过程中,正气依然充盛,邪气也非常炽盛,就会出现正气与邪气互不相让的情况,形成气血壅盛、脉道坚满、脉来应指、坚实有力

的实脉。

寸关尺候病

左寸实——心火上炎

● 典型表现

1．舌体活动不灵活。

2．气逆上冲，喉中气聚气涌。

3．言语不清，甚则晕厥。

4．有中风的可能，须高度警惕。

● 可能存在的健康问题

眩晕，言语不清。

● 治疗原则

心火上炎者，治疗多清热泻火，要及时解决，避免疾病进一步发展，导致更严重的后果。

右寸实——肺热壅盛

● 典型表现

1．咳嗽有力，咳声洪亮。

2．咽痛红肿，严重时伴恶心欲呕。

3．胸闷气短，甚则胸痛。

4．多汗，手足汗出。

● 可能存在的健康问题

感冒，咽炎。

● 治疗原则

肺热壅盛，治疗多以清热为主，辅以宣降肺气，使肺热得以宣散。久咳者，应注意查明具体病因，做进一步有效治疗。

左关实——肝阳上亢

● 典型表现

1. 情绪易激动，急躁易怒。
2. 口干，晨起口苦。
3. 胁肋胀痛，甚则窜痛、刺痛。
4. 大便秘结，小便黄赤。
5. 月经量大，甚则出现血崩不止的情况。
6. 头晕，时而两侧头痛。

● 可能存在的健康问题

高血压，便秘。

● 治疗原则

肝阳上亢，治疗多清肝热泻实火，但也要兼顾柔肝养肝，使用滋阴养润之品。

右关实——胃胀脘闷

● 典型表现

1. 胃胀，按压有紧硬感，叩之为鼓音，甚则胃脘胀痛。

2. 纳少，有饥饿感却食不可下。

3. 嗳气或矢气后自觉舒服。

●可能存在的问题

慢性胃炎，胃溃疡，消化不良。

●治疗原则

针对胃胀脘闷的情况，多通降气机，引导积滞排出，使胃肠气机通畅，诸症状自然消除。

双尺实——肠热

●典型表现

1. 排便困难，大便干结，甚则用力过度造成肛裂。

2. 小便有灼热感。

3. 全身自觉发热，夜间更甚，想喝凉水。

●可能存在的问题

结肠炎，便秘，肛周脓肿。

●治疗原则

肠热的情况要多清热泻火，兼以养阴，还应结合脉象和患者是否有明显的下坠感等不适，适当加入宣畅气机的药物。

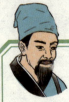

药王有话说

便秘是临床上常见的一种症状,严重影响患者的生活质量。

热秘:表现为大便干结、面红目赤、口苦口臭、小便赤黄、舌红苔黄、脉象滑数。

气虚便秘:表现为神疲乏力、舌淡苔白、少气懒言、脉象沉弱。

血虚便秘:表现为头晕目眩、面色萎黄、大便干结、舌淡苔白、脉象细弱。

阳虚便秘:表现为面色苍白、形寒肢冷、喜食热饮、舌淡苔白、脉象沉迟。

滑脉（阳中阴）

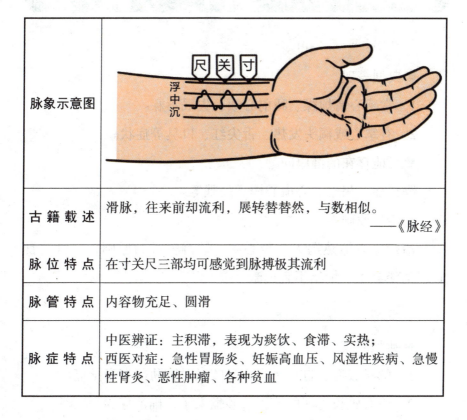

脉象示意图	
古籍载述	滑脉，往来前却流利，展转替替然，与数相似。 ——《脉经》
脉位特点	在寸关尺三部均可感觉到脉搏极其流利
脉管特点	内容物充足、圆滑
脉症特点	中医辨证：主积滞，表现为痰饮、食滞、实热； 西医对症：急性胃肠炎、妊娠高血压、风湿性疾病、急慢性肾炎、恶性肿瘤、各种贫血

　　人体内的水分不能正常代谢而排出体外，称为"痰饮"，停滞在体内，形成了黏稠的病理物质；人体所摄取的食物不能正常代谢而排出体外，称为"宿食"，停滞在肠道之中，形成病理物质。

这些病理物质对于人体来说是多余的，影响气血正常运行，而气血充足才会与这些病理物质相互搏击而形成滑脉。如果是气血亏虚的人有痰饮或宿食停滞，则是以沉弱的脉象为主，较难出现滑脉。

寸关尺候病

左寸滑——心火旺

●典型表现

1. 常感心情烦躁、睡前心烦、失眠不寐。
2. 有掌心或额头发热、舌尖红、口臭等症状。

●可能存在的健康问题

躁狂症、焦虑、心慌心悸、失眠等。

●治疗原则

治疗应以清热泻火、养心阴、镇静安神为原则，日常饮食宜以清淡为主，情绪不宜过激。

右寸滑——痰饮阻肺

●典型表现

1. 胸胁胀痛、自觉有痰，且咳嗽时胸胁部有牵扯痛。
2. 曾有较长时间的感冒、咳嗽未予正确治疗。
3. 气喘严重，不能俯卧，稍微动一下就会加剧咳嗽和疼痛。

●可能存在的健康问题

肺炎、慢性咽炎、支气管炎、支气管扩张等。

● 治疗原则

痰饮，是人体水液运行无法完全代谢消除的产物和废物。痰，多因外感伤寒、饮食不节、情绪不平、内伤脏腑引起的气化功能失常所致，其性质是黏稠的；若人体内出现了水液运行不畅，形成了水汽的集聚，就是饮。

痰饮在人体的主要表现是胀满和疼痛，而痰饮郁肺大多是因为外感风热或风寒后，长时间没有痊愈所导致的。

左关滑——肝热上扰

● 典型表现

1. 性格本就易怒，近期情况加剧。
2. 平时好吸烟、经常酗酒。
3. 嘴里发干、发苦，晨起格外明显。

● 可能存在的健康问题

急性肝炎、脂肪肝、肝硬化等肝脏疾病。

● 治疗原则

左关滑是肝热的表现，治疗应以清热解毒、疏肝解郁为原则。要养成正常的饮食作息，清淡饮食、不熬夜、早睡早起，这样就可以避免或减少肝热证的出现。

右关滑——肠胃宿食

● 典型表现

1. 常暴饮暴食，食后腹胀、腹痛。
2. 辛辣食物、热性食物一次吃太多等。

● 可能存在的健康问题

阑尾炎、肠息肉、胃痉挛、胃炎等肠胃系统病症。

● 治疗原则

导致宿食不化的原因有脾胃虚弱、饮食寒凉和饮食不节。由脾胃虚弱导致的宿食不化，应健脾益气、养护胃气；由寒邪客胃导致的宿实不化，应温胃散寒、护胃阳；对暴饮暴食的患者，治疗应消食导滞，配伍方药时，可用"焦三仙"（焦山楂、焦神曲、焦麦芽）等。

双尺滑——肾阴虚火旺

● 典型表现

1. 小便发黄、发热，排尿时有灼热感。

2. 手足心发热、出汗。经常口干舌燥，晚上睡觉会出现盗汗的情况。

3. 头晕、耳鸣、腰膝酸软。

4. 男性可表现为遗精、早泄等症状。

● 可能存在的健康问题

前列腺炎、尿道感染、糖尿病等。

● 治疗原则

肾火多属于虚火。肾中存人身之元阴元阳，若精不足则会表现出火象，主要是虚火，盗汗、五心烦热等，所以治疗以滋补肾阴较为常见。

若人体内郁滞过多，妄行滋补过于滋腻会导致吸收不了，所以要保证身体的通畅。

依症开方

有些人感冒后会出现咳嗽，吐痰，痰液色白黏稠，或清稀易咯的现象，通常会出现滑脉。换句话说，滑脉表示体内的痰液比较多。如果治疗不当，病情可发展加重而转变为哮喘、咳嗽、慢性支气管炎、支气管扩张等疾病。

【治疗处方】麻黄3克，丹参15克，茯苓15克，白芥子10克，陈皮3克，桔梗5克，半夏10克，甘草5克，北沙参15克。

如果痰液稀白且怕冷，可以加温里的药物：干姜10克，细辛3克；如果感到胸腹闷胀，可以加化湿健脾的药物：苍术10克，厚朴5克；如果消化不良，可以加健脾益气的药物：山楂10克，白术10克。

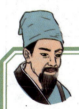

药王有话说

滑脉和涩脉都反映的是脉的往来流利程度，二者都有可能是由较实性的郁滞导致的，这也是"一体两面"的体现，即阴阳二分法的体现。诊滑脉时，指下感觉到的脉搏形态是圆滑的，就像一颗接一颗的圆球流畅地在指下滚动。不过这种脉象对于新手而言，较难掌握，需要多加练习指感、反复体验才能逐渐掌握。

弦脉（阳中阴）

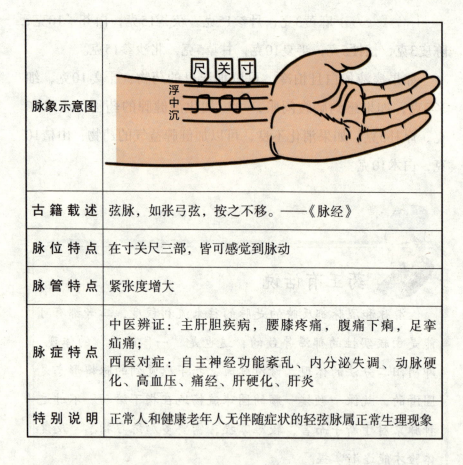

脉象示意图	
古籍载述	弦脉，如张弓弦，按之不移。——《脉经》
脉位特点	在寸关尺三部，皆可感觉到脉动
脉管特点	紧张度增大
脉症特点	中医辨证：主肝胆疾病，腰膝疼痛，腹痛下痢，足挛疝痛； 西医对症：自主神经功能紊乱、内分泌失调、动脉硬化、高血压、痛经、肝硬化、肝炎
特别说明	正常人和健康老年人无伴随症状的轻弦脉属正常生理现象

人体内负责阳气输布的主要脏腑是肝脏，其功能是将气血输送到全身各处。

如果长期过度压抑、暴怒、情绪起伏太大等，就会损伤肝脏，导致体内的阳气不能正常输布，此时就会出现弦脉。除此之外，痰饮、瘀血、痛证等病理因素，也会影响气血的正常运行，导致体内的阳气不能正常输布而出现弦脉。

出现弦脉的首要条件，是人体内的气血并没有太过严重的亏虚。换句话说，只有气血仍旧充足的体质才会出现弦脉。

寸关尺候病

左寸弦——心火旺

● 典型表现

1. 常生闷气，或曾遇到令其十分愤怒的事。
2. 面色发黄，眼睛发红。

● 可能存在的健康问题

心悸、心绞痛、胸口痛等。

● 治疗原则

胸口痛可能是由于肝气郁结导致，治疗以疏肝解郁为主；心脉沉弦可能由水饮等阴性凝滞导致，治疗应以温阳益气为主；另外，保持心情愉悦是保证身体通畅的重要条件。

右寸弦——水饮阻肺

● 典型表现

1. 胸胁部发胀疼痛，咳嗽时可能牵引胸部疼痛。
2. 抵抗力变差，容易感冒等。

● 可能存在的健康问题

哮喘、肺气肿、气胸等都可能出现寸脉弦。

●治疗原则

在中医看来，"肺为华盖"，肺处于人身最上部的地方，以气为主。肺主宣发肃降，是说肺可以使周身的气往外往上走，也可以将气下传帮助肠腑排浊，再将气输布到全身，保卫身体，使之不受外邪影响。

所以，当肺的清肃功能出现问题时，气郁结于肺，就会造成胸胁痛；也有可能使气上行逆行，在头部郁结，出现头痛、头晕等症状。

左关弦——肝郁化火

●典型表现

1．易生气上火、脾气急躁、眩晕头痛。

2．不易入睡或睡时多梦、睡不安稳等。

3．心情焦虑、易担心。

●可能存在的健康问题

急慢性肝炎、失眠、焦虑等。

●治疗原则

肝病在脉象的主要体现是弦脉，但也要根据其他情况去甄别是哪种肝病，然后对症食疗和药疗。

右关弦——脾虚湿盛

●典型表现

1．小腹胀满、恶心呕吐、泄泻、神疲乏力等。

2．腹部有时疼痛难忍，严重时出现上吐下泻，得温痛减。

● 可能存在的健康问题

脾大、泄泻、肠易激综合征等。

● 治疗原则

右关出现弦脉的主要原因是脾虚伤冷，其中脾虚是前提，伤冷是诱因。

在治疗的时候，应先温胃散寒，多吃热性的食物或中药，待症状缓解后，就可以健脾养胃了。

双尺弦

● 典型表现

1. 各种外伤，如扭伤、摔伤、割伤等引起的筋肉破损或拘急。
2. 各种剧烈的腹痛，如女性痛经等。

● 可能存在的健康问题

风湿病、类风湿、痛风引起的关节肿痛、痛经等。

● 治疗原则

痛经和腹痛多由寒导致，寒性凝滞，使筋肉拘挛而导致的剧烈疼痛，应以温通为主，散寒化结则痛减。

依症开方

如果患者经常感到胸胁部闷痛，闷闷不乐，爱叹气，妇女痛经、月经不调、乳房胀痛，大多属于肝气郁滞的症状表现，而肝气郁滞的患者会出现弦脉。如果治疗不当，病情可发展加重而转变为抑郁性神经症、神经官能症、肋间神经痛、胃及十二指肠溃疡等疾病。

【治疗方剂】白芍10克，香附3克，丹参15克，甘草5克，柴胡5克，川芎3克，枳壳3克，陈皮3克。

如果感到口苦，可以加滋阴、清心的药物：麦门冬10克，北沙参15克；如果感到胸闷疼痛，可以加活血化瘀的药物：郁金8克，姜黄8克；如果情志不舒，可以加消痞散结的药物：半夏5克，厚朴5克。

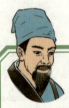

药王有话说

中医将消化不良归属于"脘腹痞硬胀满"的范畴。导致消化不良的原因可以分为脾胃虚弱、肝郁气滞、邪热停滞、湿热内阻等类型。

肝郁气滞：表现为胸胁苦满，邪热胀痛，心烦易怒，舌淡苔白，脉弦。

痰湿内阻：表现为呕吐，痰多，头晕目眩，身体沉重，舌淡苔腻，脉滑数。

脾胃虚弱：表现为倦怠无力，脘腹部胀满，大便溏泻或便秘，舌淡苔白，脉象沉细。

紧脉（阳）

脉象示意图	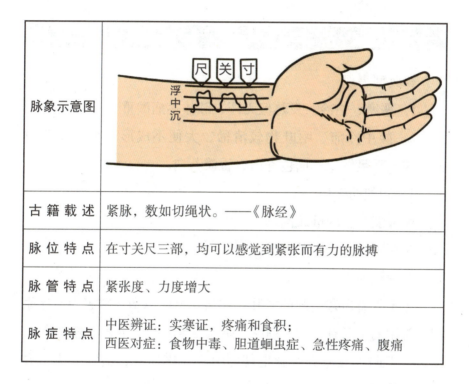
古籍载述	紧脉，数如切绳状。——《脉经》
脉位特点	在寸关尺三部，均可以感觉到紧张而有力的脉搏
脉管特点	紧张度、力度增大
脉症特点	中医辨证：实寒证，疼痛和食积； 西医对症：食物中毒、胆道蛔虫症、急性疼痛、腹痛

自古以来，历代中医对于弦脉和紧脉的描述就比较多，所谓"弦紧难分"，就是说区分弦脉和紧脉是比较难的。紧脉是脉管表现出"紧张"或"拘急"的脉象。紧脉的紧张度和力度都比弦脉大，且紧脉有旋转绞动或左右弹指的感觉，但紧脉的脉体较弦脉柔软。

在日常生活中，人们很容易出现紧脉。比如，在炎热的夏季，如果人体长时间处于冷气的工作环境中，或是感冒、喜欢吃冰冷的食物、遭受风吹雨淋、居住的环境比较潮湿等，都会在不知不觉中形成紧脉。出现紧脉，主要是由于遭受自然界中的寒气侵袭所致。

寒邪不论是从皮肤的表面侵入人体内，还是从口中进入而损伤脾胃，都会导致人体出现紧脉。

寸关尺候病

● 典型表现

1. 恶寒、怕冷、发热但无汗、肢体疼痛酸重。
2. 腹中冷痛、呕吐物较清稀、大便不成形、小便无色而长、四肢手足发凉、面色苍白、舌淡苔白。
3. 剧烈的疼痛。

● 可能存在的健康问题

伤寒感冒、肝脾肿大等。

● 治疗原则

由于外感风寒引起的紧脉，在治疗上应以辛温解表为治疗原则。常用的中药有麻黄、荆芥、防风、紫苏叶、生姜、葱白等。

由于阳虚或寒凝经脉出现的怕冷、疼痛等，治疗上应以温经散寒为主，用一些热性的食物和中药进行调养。

剧烈的疼痛也会引起紧脉，而且会严重伤害机体的某些器官。因此，要注意辨清疼痛的原因，对症加以治疗。

依症开方

寒邪从皮肤表面侵入人体内的症状表现为：紧脉、头痛、发热、鼻塞、打喷嚏、咳嗽、流鼻涕、喉咙痒。这种情况的病证比较轻，大多能很快治愈。但若治疗不当，病情可发展加重而转变为上呼吸道感染、急性支气管炎、鼻窦炎等呼吸系统疾病。

【治疗方剂】麻黄8克，茯苓15克，丹参15克，白芍10克，桔梗5克，柴胡5克，甘草5克，浙贝母10克，北沙参15克。

如果身感恶寒，可以加解表的药物：桂枝8克，防风8克；如果有痰液且黏稠、胸闷，可以加化湿的药物：半夏10克，厚朴8克；如果感到口渴、烦躁，可以加清热的药物：石膏30克，麦门冬10克，黄芩5克。

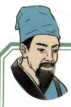

药王有话说

中医把自然界中的寒气称为寒邪，寒邪通常会经由两种途径来损伤人体的健康：

1. 从皮肤侵入体内。比如，当人体长时间处于冷气的工作环境中时，低温的冷气就会变成寒邪的一种形式，很容易从人体的皮肤表面侵入体内，导致人体出现头痛、鼻塞、流鼻涕，甚至腹泻等类似于伤风感冒的症状。

2. 从口中进入体内，直接损伤脾胃的功能。比如，经常食用寒凉的食物或饮料，这些寒凉的物质就会变成寒邪的一种形式，导致人体出现脘腹胀满、食欲不振、大便溏泻不成形、妇女白带过多等症状。

长脉(阳)

脉象示意图	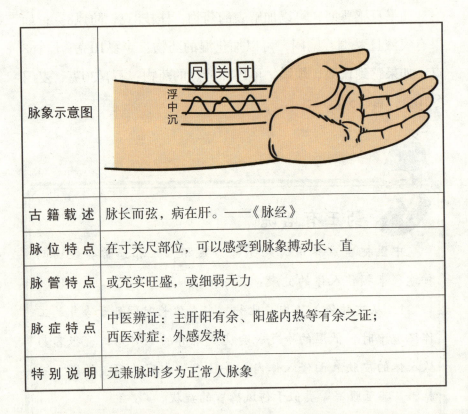
古籍载述	脉长而弦,病在肝。——《脉经》
脉位特点	在寸关尺部位,可以感受到脉象搏动长、直
脉管特点	或充实旺盛,或细弱无力
脉症特点	中医辨证:主肝阳有余、阳盛内热等有余之证; 西医对症:外感发热
特别说明	无兼脉时多为正常人脉象

　　古人将长脉与肝阳有余、阳盛内热联系起来。当体内的"阳"特别炽盛时,就会出现长脉;当体内的"热"特别炽盛时,则会出现数脉。由此可见,长脉代表人体内的阳特别炽盛,而不是代表人体内的热特别炽盛,应注意两者之间的区别。

　　人体出现长脉的首要条件,是人体内的气血并没有太过严重的亏虚。换句话说，只有气血仍旧充足的体质才会出现长脉。

长脉的脉形好像一条线，但又不像细脉是整条平直的线。长脉的脉形虽然有点幅度，但又不像滑脉那样圆圆滑滑，表示体内的痰饮没有滑脉那么严重。长脉的脉形也不像弦脉那样有一个起伏，表示患者的肝胆病没那么严重。

寸关尺候病

长脉从容和缓——气血充盛

多为健康的老年人，代表气血充盛，正气充足，是长寿的表现。

长脉数疾——毒热内炽

● 典型表现

1. 反复口腔溃疡，不易消退。
2. 脾气大，急躁易怒。
3. 大便秘结，小便黄赤。

● 可能存在的健康问题

痤疮，皮疹，咽炎。

● 治疗原则

体内热盛，治疗多清热泻火，防止火热进一步灼伤津液。

长脉洪大——热盛神昏

● 典型表现

1. 狂躁，甚则出现攀爬高处、污言秽语的情况。
2. 神志不清，言语不利。

- 可能存在的健康问题

昏迷，精神分裂。

- 治疗原则

针对热盛神昏的情况，治疗多采用清热化痰、开窍醒神的方法，使热消神清。

长脉弦直——肝逆气冲

- 典型表现

1. 口干，晨起口苦。

2. 胁肋胀痛，甚则游走窜痛。

3. 自觉咽中有异物，吞咽不下。

- 可能存在的健康问题

胆囊炎。

- 治疗原则

针对肝气冲逆的情况，治疗多采用舒达肝气的方法，使便气机调畅，郁闷自然而解，心情也会变好。

长脉细弱——阳虚怯寒

- 典型表现

1. 怕冷，在温暖的环境有所缓解。

2. 手脚冰凉，甚则冷至肘膝关节。

3. 女性月经淋漓不尽。

- 可能存在的问题

贫血。

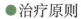

● 治疗原则

阳虚怯寒的情况下，治疗多采用温阳益气的平和之品，以达缓缓扶正的目的。

依症开方

有些人经常感到身体发热，但体温不高，同时又会有坐立不安、烦躁、口干舌燥等现象，此时通常会出现长脉。这是因为体内有多余的邪气所致。如果治疗不当，病情可发展加重而转变为躁郁证、失眠、神经官能症等疾病。

【治疗方剂】牡丹皮5克，栀子8克，白芍5克，生地黄10克，甘草5克，淡豆豉10克，麦门冬10克。

如果感到体力不济，可以加补气的药物：西洋参10克，白术10克；如果感到胸闷，可以加化痰止咳平喘的药物：桔梗5克，厚朴8克；如果感到口渴，可以加清热解毒的药物：石膏30克，金银花5克。

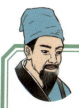

药王有话说

长脉的脉象搏动远远超过寸关尺三部的每一部，即摸不到脉形的转折，说明体内的阳气并未受阻，只是邪气（导致人体生病的病理因素）比较强盛；如果体内邪气有余（指病理因素比较强盛）又阳气受阻而导致脉形转折的，就属于弦脉。

攻克相兼脉象

- 「八纲脉」：即浮、沉、迟、数、虚、实、滑、涩，此八脉为脉象基本纲领，必须要熟练掌握。

相兼脉是指数种脉象并见的脉象，又称合脉，且有二合脉、三合脉、四合脉之分。相兼脉的主病，往往为各个脉所主病的总和。

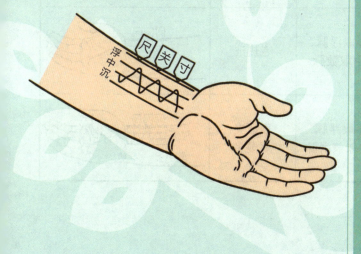

浮脉相兼脉

浮脉与沉脉相对,且不相兼,与动、代、革、伏、弱、促脉亦不相兼。

相兼脉名称	脉位特点	脉症特点	相兼脉示意图
浮紧脉	浮取浮脉,中取兼紧脉	表寒证,风寒痹痛	
浮缓脉	浮取浮脉,中取兼缓脉	太阳中风证	
浮数脉	浮取浮脉,中取数脉	表热证	
浮滑脉	浮取浮脉,中取兼滑脉	表证夹痰湿多	

续表

相兼脉名称	脉位特点	脉症特点	相兼脉示意图
浮涩脉	浮取浮脉，中取兼涩脉	血亏，肺虚	
浮实脉	浮取浮脉，中取、沉取兼实脉	热邪伤络	
浮洪脉	浮取浮脉，中取兼洪脉	表虚热证	
浮濡脉	浮取浮脉，并相兼濡脉	气虚，阳虚	
浮结脉	浮取浮脉，中取兼结脉	寒邪入体，血瘀气滞	

沉脉相兼脉

沉脉与浮脉相对,且不相兼,与革、动、长、短、促、芤脉也不相兼。

相兼脉名称	脉位特点	脉症特点	相兼脉示意图
沉迟脉	沉取沉脉,中取兼迟脉	里寒证	
沉弦脉	沉取沉脉,中取兼弦脉	肝郁水饮停	
沉涩脉	沉取沉脉,中取兼涩脉	阳虚寒血凝	
沉缓脉	沉取沉脉,中取兼缓脉	脾虚水湿停	

攻克相兼脉象

续表

相兼脉名称	脉位特点	脉症特点	相兼脉示意图
沉细脉	沉取沉脉，中取兼细脉	阴虚，内热血虚	
沉洪脉	沉取沉脉，中取兼洪脉	里热证	
沉散脉	沉取沉脉，中取兼散脉	脏寒，阴虚，阳虚，气虚	
沉濡脉	沉取沉脉，浮取兼濡脉	寒湿入体，肾伤，血虚	
沉结脉	沉取沉脉，中取兼结脉	痰饮内积，血溢脉外，血瘀内阻	
沉滑脉	沉取沉脉，中取兼滑脉	痰饮内积，湿证，积食	

数脉相兼脉

数脉与迟脉相对，且不相兼，与动、革、弱、缓、散、伏脉亦不相兼。

相兼脉名称	脉位特点	脉症特点	相兼脉示意图
数滑脉	中取数脉并相兼滑脉	痰食积热	
数洪脉	中取数脉并相兼洪脉	阳明气分热盛（多见于外感）	
数弦脉	中取数脉并相兼弦脉	肝胆郁火	
数细脉	中取数脉并相兼细脉	阴虚火旺	

续表

相兼脉名称	脉位特点	脉症特点	相兼脉示意图
数微脉	中取数脉并相兼微脉	气虚，阴虚内热	
数芤脉	中取数脉，浮取兼芤脉	急腹症	
数牢脉	中取数脉，沉取兼牢脉	邪热炽盛	
数虚脉	中取数脉，浮取兼虚脉	肝肾阴虚内热	
数促脉	中取数脉并相兼促脉	心肺积热	

迟脉相兼脉

迟脉与数脉相对，且不相兼，与动、促、革、濡、弱、长、洪、微、散、伏、代脉也不相兼。

相兼脉名称	脉位特点	脉症特点	相兼脉示意图
迟紧脉	中取迟脉并相兼紧脉	阳虚寒证	
迟芤脉	中取迟脉，浮取兼芤脉	气虚、亡阴、失精	
迟弦脉	中取迟脉并相兼弦脉	多寒证，胃寒，寒滞肝脉	
迟牢脉	中取迟脉，沉取兼牢脉	痼冷寒积	

续表

相兼脉名称	脉位特点	脉症特点	相兼脉示意图
迟结脉	中取迟脉并相兼结脉	心阳不足，心悸怔忡	
迟虚脉	中取迟脉，浮取兼虚脉	阳虚，血虚，消渴症	
迟滑脉	中取迟脉并相兼滑脉	气虚气滞，腹胀满	
迟实脉	中取迟脉，中取、沉取兼实脉	主痛症，内热	
迟涩脉	中取迟脉并相兼涩脉	内寒，血虚，血瘀	

滑脉相兼脉

滑脉与涩脉相对,且不相兼,与微、革、伏、结、芤、动脉也不相兼。

相兼脉名称	脉位特点	脉症特点	相兼脉示意图
滑弱脉	中取滑脉,沉取兼弱脉	肾气不足,湿热下注,癃闭、泄泻	
滑促脉	中取滑脉并相兼促脉	食腐积热,上犯痰涌	
滑濡脉	中取滑脉,浮取兼濡脉	痰湿犯肺	
滑缓脉	中取滑脉并相兼缓脉	气虚痰瘀	

续表

相兼脉名称	脉位特点	脉症特点	相兼脉示意图
滑弦脉	中取滑脉并相兼弦脉	肝阳上亢，内热湿寒积聚	
滑散脉	中取滑脉，浮取兼散脉	精气衰，痰邪阻窍	
滑实脉	中取滑脉，浮取、沉取兼实脉	痰湿壅盛，内热	
滑细脉	中取滑脉并相兼细脉	阴虚，痰饮	
滑虚脉	中取滑脉，浮取兼虚脉	阴虚内湿热	

实脉相兼脉

实脉与虚脉相对，且不相兼，与动、结、散、微、伏、缓、弱、芤、革、濡、代脉基本不相兼。

相兼脉名称	脉位特点	脉症特点	相兼脉示意图
实紧脉	沉、中取实脉，中取兼紧脉	胃寒或胃热，下利腰痛	
实弦脉	沉、中取实脉，中取兼弦脉	肝郁、积寒	
实牢脉	沉、中取实脉，中取兼牢脉	阴寒内痼	
实细脉	沉、中取实脉，中取兼细脉	寒积内生	

虚脉相兼脉

虚脉与实脉相对，且不相兼，与革、缓、促、动、长、短、结、濡、微、洪、紧、牢、散、伏脉也不相兼。

相兼脉名称	脉位特点	脉症特点	相兼脉示意图
虚洪脉	浮取虚脉，中取兼洪脉	气虚、热盛	
虚弦脉	浮取虚脉，中取兼弦脉	血亏	
虚弱脉	浮取虚脉，沉取兼弱脉	气血两虚、盗汗	
虚代脉	浮取虚脉，中取兼代脉	气虚胸痛	

涩脉相兼脉

涩脉与滑脉相对,且不相兼,与革、散、洪、牢、濡脉也不相兼。

相兼脉名称	脉位特点	脉症特点	相兼脉示意图
涩弦脉	中取涩脉并相兼弦脉	气滞腹痛	
涩伏脉	中取涩脉,沉取兼伏脉	吐逆	
涩动脉	中取涩脉并相兼动脉	肝郁气滞,血行不畅	
涩代脉	中取涩脉并相兼代脉	胸痛、心悸	

续表

相兼脉名称	脉位特点	脉症特点	相兼脉示意图
涩紧脉	中取涩脉并相兼紧脉	寒湿郁结	
涩虚脉	中取涩脉,浮取兼虚脉	房事伤肾,血虚血瘀	
涩微脉	中取涩脉并相兼微脉	气滞,瘀血内结,遗精,亡血	
涩芤脉	中取涩脉,浮取兼芤脉	瘀血中阻,中毒	
涩促脉	中取涩脉并相兼促脉	气血瘀滞	

附录

诊家正眼

明·李中梓

浮脉

【体象歌】浮在皮毛,如水漂木;举之有余,按之不足。
【主病歌】浮脉为阳,其病在表。寸浮伤风,头疼鼻塞;左关浮者,风在中焦;右关浮者,风痰在膈;尺脉得之,下焦风客;小便不利,大便秘涩。

沉脉

【体象歌】沉行筋骨,如水投石;按之有余,举之不足。
【主病歌】沉脉为阴,其病在里。寸沉短气,胸痛引胁;或为痰饮,或水与血。关主中寒,因而痛结;或为满闷,吞酸筋急。尺主背痛,亦主腰膝;阴下湿痒,淋浊痢泄。

迟脉

【体象歌】迟脉属阴,象为不及;往来迟慢,三至一息。
【主病歌】迟脉主藏,其病为寒。寸迟上寒,心痛停凝;关迟中寒,癥结挛筋;尺迟火衰,溲便不禁,或病腰足,疝痛牵阴。

数脉

【体象歌】数脉属阳,象为太过;一息六至,往来越度。

【主病歌】数脉主腑,其病为热。寸数喘咳,口疮肺痈;关数胃热,邪火上攻;尺数相火,遗浊淋癃。

滑脉

【体象歌】滑脉替替,往来流利;盘珠之形,荷露之义。

【主病歌】滑脉为阳,多主痰涎。寸滑咳嗽,胸满吐逆;关滑胃热,壅气伤食;尺滑病淋,或为痼积;男子溺血,妇人经郁。

涩脉

【体象歌】涩脉蹇滞,如刀刮竹;迟细而短,三象俱足。

【主病歌】涩为血少,亦主精伤。寸涩心痛,或为怔忡。关涩阴虚,因而中热;右关土虚,左关胁胀。尺涩遗淋,血痢可决;孕为胎病,无孕血竭。

虚脉

【体象歌】虚合四形,浮大迟软;及乎寻按,几不可见。

【主病歌】虚主血虚,又主伤暑。左寸心亏,惊悸怔忡;右寸肺亏,自汗气怯。左关肝伤,血不营筋;右关脾寒,食不消化。左尺水衰,腰膝痿痹;右尺火衰,寒证蜂起。

实脉

【体象歌】实脉有力,长大而坚;应指幅幅,三候皆然。

【主病歌】血实脉实,火热壅结。左寸心劳,舌强气涌;右寸肺病，呕逆咽疼。左关见实，肝火胁痛；右关见实，中满气疼。左尺见实，便闭腹疼；右尺见实，相火亢逆。

长脉

【体象歌】长脉迢迢，首尾俱端；直上直下，如循长竿。

【主病歌】长主有余，气逆火盛。左寸见长，君火为病；右寸见长，满逆为定。左关见长，木实之殃；右关见长，土郁胀闷。左尺见长，奔豚冲兢；右尺见长，相火专令。

短脉

【体象歌】短脉涩小，首尾俱俯；中间突起，不能满部。

【主病歌】短主不及，为气虚证。短居主寸，心神不定；短见右寸，肺虚头痛。短在左关，肝气有伤；短在右关，膈间为殃。左尺短时，少腹必疼；右尺短时，真火不隆。

洪脉

【体象歌】洪脉极大，状如洪水；来盛去衰，滔滔满指。

【主病歌】洪为盛满，气壅火亢。左寸洪大，心烦舌破；右寸洪大，胸满气逆。左关见洪，肝木太过；右关见洪，脾土胀热。左尺洪兮，水枯便难；右尺洪兮，龙火燔灼。

微脉

【体象歌】微脉极细，而又极软；似有若无，欲绝非绝。

【主病歌】微脉模糊，气血大衰。左寸惊怯，右寸气促。左关寒挛，右关胃冷。左尺得微，髓竭精枯；右尺得微，阳衰命绝。

细脉

【体象歌】细直而软,累累萦萦;状如丝线,较显于微。

【主病歌】细主气衰,诸虚劳损。细居左寸,怔忡不寐;细在右寸,呕吐气怯。细入左关,肝阴枯竭;细入右关,胃虚胀满。左尺若细,泄痢遗精;右尺若细,下元冷惫。

濡脉

【体象歌】濡脉细软,见于浮分;举之乃见,按之即空。

【主病歌】濡主阴虚,髓绝精伤。左寸见濡,健忘惊悸;右寸见濡,腠虚自汗。左关逢之,血不营筋;右关逢之,脾虚湿侵。左尺得濡,精血枯损;右尺得之,火败命乖。

弱脉

【体象歌】弱脉细小,见于沉分;举之则无,按之乃得。

【主病歌】弱为阳陷,真气衰弱。左寸心虚,惊悸健忘;右寸肺虚,自汗短气。左关木枯,必苦挛急;右关土寒,水谷之疴。左尺弱形,涸流可征;右尺弱见,阳陷可验。

紧脉

【体象歌】紧脉有力,左右弹指;如绞转索,如切紧绳。

【主病歌】紧主寒邪,又主诸痛。左寸逢紧,心满急痛;右寸逢紧,伤寒喘嗽。左关人迎,浮紧伤寒;右关气口,沉紧伤食。左尺见之,脐下痛极;右尺见之,奔豚疝疾。

缓脉

【体象歌】缓脉四至,来往和匀;微风轻飐,初春杨柳。

【主病歌】缓为胃气，不主于病；取其兼见，方可断症。浮缓风伤，沉缓寒湿。缓大风虚，缓细湿痹。缓涩脾薄，缓弱气虚。左寸涩缓，少阴血虚；右寸浮缓，风邪所居。左关浮缓，肝风内鼓；右关沉缓，土弱湿侵。左尺缓涩，精宫不及；右尺缓细，真阳衰极。

弦脉

【体象歌】弦如琴弦，轻虚而滑；端直以长，指下挺然。
【主病歌】弦为肝风，主痛主疟，主痰主饮。弦在左寸，心中必痛；弦在右寸，胸及头疼。左关弦兮，痰疟癥瘕；右关弦兮，胃寒膈痛。左尺逢弦，饮在下焦；右尺逢弦，足挛疝痛。

动脉

【体象歌】动无头尾，其动如豆；厥厥动摇，必兼滑数。
【主病歌】动脉主痛，亦主于惊。左寸得动，惊悸可断；右寸得动，自汗无疑。左关若动，惊及拘挛；右关若动，心脾疼痛。左尺见之，亡精为病；右尺见之，龙火奋迅。

促脉

【体象歌】促为急促，数时一止；如趋而蹶，进则必死。
【主病歌】促因火亢，亦由物停。左寸见促，心火炎炎；右寸见促，肺鸣咯咯。促见左关，血滞为殃；促居右关，脾宫食滞。左尺逢之，遗滑堪忧；右尺逢之，灼热为灾。

结脉

【体象歌】结为凝结，缓时一止；徐行而怠，颇得其旨。